DU

TRAITEMENT MÉDICAL

DES CALCULS URINAIRES

ET PARTICULIÈREMENT

DE LEUR DISSOLUTION PAR LES EAUX DE VICHY

ET LES BI-CARBONATES ALCALINS.

IMPRIMÉ CHEZ PAUL RENOUARD, RUE GARANCIÈRE, N. 5.

DU

TRAITEMENT MÉDICAL

DES CALCULS URINAIRES

ET PARTICULIÈREMENT

DE LEUR DISSOLUTION PAR LES EAUX DE VICHY

ET

LES BI-CARBONATES ALCALINS;

PAR CHARLES PETIT,

DOCTEUR EN MÉDECINE, INSPECTEUR-ADJOINT DES EAUX DE VICHY.

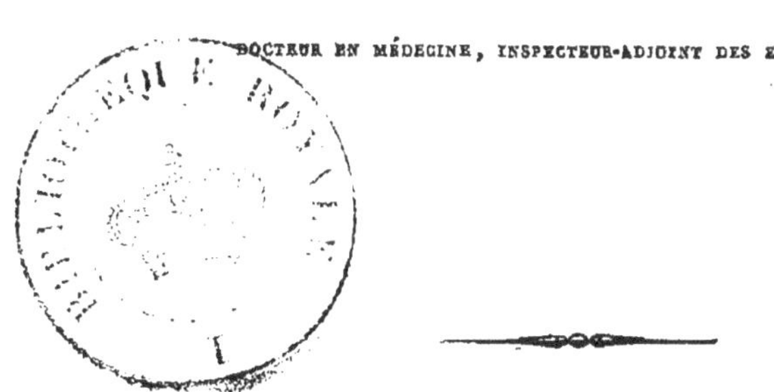

PARIS.

CROCHARD, LIBRAIRE-ÉDITEUR,

PLACE DE L'ÉCOLE-DE-MÉDECINE, N° 13.

1834.

DU

TRAITEMENT MÉDICAL

DES CALCULS URINAIRES

ET PARTICULIÈREMENT

DE LEUR DISSOLUTION PAR LES EAUX DE VICHY (1)

ET LES BI-CARBONATES ALCALINS.

La dissolution des calculs urinaires a été, de tout temps, un objet de recherches et de méditations pour les médecins; mais tant qu'ils furent réduits à former des hypothèses sur la nature de ces concrétions, ils ne

(1) Les autres propriétés des eaux de Vichy sont beaucoup mieux et beaucoup plus anciennement connues que celle de dissoudre les calculs urinaires; c'est pour cette raison que j'ai cru devoir m'en occuper d'abord sous ce dernier rapport. Depuis des siècles, par exemple, leur réputation est établie et parfaitement méritée contre les affections chroniques du foie, les engorgemens de cet organe, ceux de la rate, les coliques hépatiques, les gastrites et gastro-entérites chroniques, et, en général, contre toutes les affections chroniques des organes du bas-ventre, pourvu que l'inflammation soit calmée autant que possible, et que, dans les cas d'engorgement, il n'y ait point encore dégénération cancéreuse. C'est surtout dans ces différens cas que M. Lucas, qui en connaissait si bien toutes les applications, en a obtenu les nombreux succès qui lui ont mérité la grande réputation qu'il avait acquise.

purent nécessairement qu'essayer des remèdes au hasard, sans autre guide qu'un aveugle empirisme. Ce ne fut qu'à l'époque où la chimie vint éclairer cette partie si importante de la science, qu'il fut possible de tenter rationnellement l'emploi des dissolvans, et de concevoir l'espérance, au moins dans quelques cas, d'éviter la cystotomie, opération toujours douloureuse et souvent mortelle.

On ne trouve en effet dans les auteurs anciens, sur la nature des calculs, que les hypothèses les plus erronées et poussées quelquefois jusqu'à l'absurde, surtout depuis Galien jusqu'à Paracelse. Ce dernier, par exemple, les croyait formés *de résine animale durcie par l'esprit d'urine*. Van Helmont, qui vivait au commencement du dix-septième siècle, donna une idée assez exacte de leur formation, en la comparant à la cristallisation du tartre dans le vin. Depuis, un grand nombre d'observateurs, parmi lesquels on remarque Hales, Boyle et Boerhaave, émirent encore, sur la composition de ces corps étrangers, diverses opinions qui ne méritent pas d'être rapportées.

Cette ignorance des anciens sur la composition chimique des calculs, n'est pas faite pour donner une haute idée des dissolvans ou *lithontriptiques* qu'ils leur opposaient; cependant on ne peut trop louer la persévérance qu'ils mirent dans leurs recherches. Ils essayèrent une foule de remèdes. Souvent, parce que l'un d'eux avait produit ou paru produire, dans quelques cas, l'effet qu'ils en attendaient, ils crurent avoir trouvé un dissolvant infaillible, qu'ils ne manquaient pas alors de préconiser comme devant réussir contre tous les calculs; mais comme il ne tardait jamais à se présenter des cas dans lesquels ce remède trompait leur attente, il perdait bientôt de son crédit, et tombait même ordinairement dans une défaveur d'autant plus complète, qu'il avait été d'abord accueilli avec plus d'enthousiasme. Ce qui explique ces résultats, c'est que le plus souvent ils employèrent pour de véritables lithontriptiques, de simples diurétiques, qui n'avaient une certaine action sur les calculs, que parce qu'ils augmentaient la partie aqueuse de l'urine, qui est dans ce cas le seul dissolvant. On conçoit que de semblables moyens ne pouvaient pas procurer de grands succès, surtout contre les calculs un peu volumineux ; cependant il est incontestable qu'ils produisaient souvent un soulagement très marqué. C'est ainsi qu'agissait la décoction de raisin d'ours si vantée par de Haen, de même qu'un grand nombre d'autres médicamens qui ont été successivement décorés du nom de lithontriptiques.

A force de multiplier les essais, les anciens rencontrèrent cependant quelques dissolvans d'une efficacité réelle, dont la chimie nous a depuis révélé le mode d'action, et qui sont restés dans la pratique. Leurs recherches, tout empiriques qu'elles étaient, les conduisirent même à un résultat qu'il est bon de faire remarquer en passant, c'est que, de tous les remèdes qu'ils employèrent, les seuls qui aient eu des succès incontestables, étaient des remèdes alcalins, c'est-à-dire de même nature que ceux que nous employons aujourd'hui. Ainsi les coquilles d'escargot, recommandées par Pline (*Historia naturalis*, lib. XXX, cap. VIII), et, au commencement du dix-huitième siècle, le remède de mademoiselle Steevens, composé de coquilles d'œufs et de savon, n'agissaient que par le sous-carbonate de chaux qui en fait la base.

Mademoiselle Steevens employait d'abord les coquilles d'œufs seules, elle n'y ajoutait du savon que pour faire cesser la constipation. Dans la suite, elle y mêla des limaçons brûlés jusqu'au noir, une décoction de fleurs de camomille, de fenouil et de persil, ingrédiens qui ne pouvaient que compliquer le remède, sans rien ajouter à ses propriétés lithontriptiques. Quoi qu'il en soit, ce remède acquit par ses succès une si grande célébrité, qu'en 1739, comme on craignait généralement que la formule n'en fût pas rendue publique, le parlement nomma une commission de vingt-deux membres pour l'examiner, et que, sur le rapport avantageux qu'ils en firent, on l'acheta 5000 liv. sterling. L'Académie des sciences, qui avait pris un vif intérêt à ce qui se passait en Angleterre, fit faire aussi des expériences, et Morand; son commissaire, soumit bientôt un assez grand nombre de calculeux à l'usage de ce remède. Quelques-uns furent guéris et d'autres considérablement soulagés. Des calculs, extraits de sujets qui en avaient pris pendant quelque temps, semblèrent, à Lentaud et à Morand, comme vermoulus à leur surface. Morand soupçonna que la chaux, qui entre dans la composition des coquilles d'œufs, était la partie active du remède de mademoiselle Steevens. Hales, en Angleterre, fit des expériences à ce sujet, et, quelque temps après, Whytt publia plusieurs exemples de guérisons qu'il avait obtenues par l'eau de chaux seule, employée à la dose d'une pinte et demie à deux pintes par jour.

Tel était à-peu-près l'état de la science, lorsqu'en 1776, Scheele publia, dans les *Transactions* de Stockholm, son travail sur l'analyse des calculs urinaires. C'est de là seulement que datent nos connaissances sur la nature chimique de ces concrétions. Mais il arriva que tous les calculs que ce célèbre chimiste soumit à l'analyse, se trouvèrent composés d'une matière concrète particulière, qui reçut le nom d'*acide lithique*, et que nous connaissons maintenant, d'après le docteur Pearson, sous celui d'acide urique; d'où il conclut que tous les calculs étaient produits par cet acide. Il reconnut que cette substance était soluble dans les lessives alcalines, que l'urine humaine la contient toujours en plus ou moins grande quantité, et qu'elle s'en sépare souvent, par l'effet du refroidissement, sous la forme d'un sédiment couleur de brique. Bergman et Morveau confirmèrent bientôt la découverte du chimiste suédois; mais le premier ayant rencontré un calcul formé de phosphates, il fut reconnu que la composition de ces concrétions pouvait varier. Les expériences se continuèrent de toutes parts, et, en 1797, Wollaston trouva dans la composition des calculs, indépendamment de l'acide urique et du phosphate de chaux, un mélange de ce dernier sel et de phosphate ammoniaco-magnésien (calculs fusibles), le phosphate ammoniaco-magnésien pur, et l'oxalate de chaux (calculs mûraux). Presqu'en même temps Fourcroy et Vauquelin, ayant invité les médecins à leur remettre des calculs pour une analyse qu'ils se proposaient d'en faire, en réunirent six cents, et furent par conséquent à même d'en observer un grand nombre de variétés. Ils trouvèrent, outre les substances que Wollaston avait lui-même rencontrées, de l'urate d'ammoniaque, et, dans deux cas, de la silice. Quoique le carbonate de chaux soit très rare dans les calculs de l'homme, Proust en a trouvé un qui n'était composé que de ce carbonate, avec une faible trace d'urate de chaux. Il dit en avoir vu un autre, pesant sept onces et contenant 0,8 de carbonate de chaux, et 0,2 de sous-phosphate de chaux, sans trace d'acide urique. Ce sel a été rencontré depuis par Cooper, Prout, Smith, et en dernier lieu par Frommherz. En 1810, Wollaston publia, dans les *Transactions philosophiques*, la description d'un nouveau principe constituant des calculs urinaires, auquel il donna le nom d'oxide cystique. Marcet a décrit aussi un nouveau calcul qu'il a appelé oxide xantique (de ξανθὸς, jaune), parce que la dissolution de cette substance, dans l'acide nitrique, laissait, après l'évaporation, un résidu jaune; il a même décrit une autre matière qu'il a également trouvée dans la vessie de l'homme, et qui lui a paru être de nature fibrineuse. Berzelius élève quelques doutes sur la nature assignée par Marcet, à ces deux substances; cependant M. le professeur Laugier a analysé une concrétion urinaire qui avait tous les caractères du calcul xantique de Marcet. M. Magendie (*Recherches physiologiques et médicales sur les causes, les symptômes et le traitement de la gravelle*, Paris, 1828; et *Dictionnaire de médecine et de chirurgie pratique*, Paris, 1833) a observé plusieurs fois une espèce de gravelle fort singulière qu'il a appelée *gravelle pileuse*, parce que la matière saline qui la forme, et qui paraît être ordinairement composée de phosphate de chaux, de phosphate de magnésie et d'un peu d'acide urique, est mélangée avec des poils plus ou moins longs, et plus ou moins abondans. Enfin, Lindbergson a reconnu, dans un calcul urinaire, de l'urate de soude et du carbonate de magnésie.

Ces recherches de la chimie moderne ont puissamment contribué à éclairer les médecins sur les meilleurs moyens à employer pour dissoudre les calculs. Il a été enfin possible de procéder rationnellement, et alors un grand nombre de praticiens se sont occupés de ce sujet intéressant; mais c'est surtout aux recherches physiologiques et médicales de M. Magendie, que nous sommes redevables des progrès que le traitement des affections calculeuses a faits depuis quelques années, et particulièrement de mieux savoir combiner, dans les différens cas, le régime et les boissons. M. d'Arcet a aussi rendu un éminent service à cette partie de la science, en démontrant par les observations qu'il fit aux eaux de Vichy, en 1824 et 1825, la facilité avec laquelle ces eaux, prises en boisson et même seulement en bains, rendent l'urine alcaline, et l'innocuité pour la vessie de cette alcalinité, quoique prolongée souvent pendant plusieurs mois. « Il « est, dit-il, hors de doute que l'on peut alcaliser l'urine « dans la vessie, sans danger, pourvu que l'on fasse « usage, pour produire cet effet, des bi-carbonates al- « calins, et qu'on en aide l'action dissolvante par des « boissons chargées d'acide carbonique. Les travaux de « Wollaston, de Fourcroy, de Vauquelin, de Mascagny, « de Luiscius, de Brande, de Home, de Hatchett, de « Marcet, de M. Magendie, etc., avaient déjà fait con- « naître les avantages que peut présenter l'emploi des « alcalis, soit purs, soit carbonatés, dans le traitement « des affections des voies urinaires; mais je crois qu'il « est permis d'espérer plus de succès de ce mode de « traitement, maintenant que l'influence de l'acide car- « bonique y est mieux appréciée, et que l'innocuité des « bi-carbonates alcalins se trouve démontrée par tout « ce que nous avons dit. Ce qu'on observe dans les éta- « blissemens thermaux où se trouvent des eaux alcalines « gazeuses, dans les fabriques de soude factice et de sel « de soude, en Angleterre où l'on consomme une si « grande quantité d'une eau alcaline gazeuse, connue « sous le nom de *soda water*, et lorsqu'on fait usage « des pastilles alcalines, indique la possibilité d'obtenir « de grands succès en examinant de nouveau, avec plus « d'exactitude et de hardiesse qu'on ne l'a fait jusqu'ici, « le traitement du calcul, de la gravelle et de la goutte, « par le moyen des dissolvans chimiques. » (*Annales de chimie et de physique*, 1826.)

Principaux caractères de la gravelle et des calculs.

Voulant me renfermer autant que possible dans le sujet de ce mémoire, je ne m'occuperai pas de tous les symptômes qui peuvent accompagner la gravelle et les calculs; je me bornerai à en exposer les principaux caractères, et particulièrement ceux qui peuvent en faire reconnaître les différentes espèces.

La gravelle n'est autre chose que le premier degré des calculs; elle n'en diffère que parce que les graviers qui la composent n'ont pas assez de volume, pour ne pouvoir pas le plus souvent parcourir les voies urinaires et être entraînés par le jet d'urine. La grosseur, la forme et l'aspect extérieur de cette espèce de sable sont très variables. On le rend quelquefois sous forme de petits cristaux anguleux; ordinairement, néanmoins, il est plus ou moins arrondi. Ces graviers se forment quelquefois dans la vessie, mais le plus souvent dans les reins où ils séjournent plus ou moins, d'où ils se détachent ensuite et descendent dans la vessie en parcourant les uretères, mais non pas toujours sans les douleurs les plus vives. Il arrive cependant quelquefois qu'il en reste dans les reins où ils peuvent acquérir un volume considérable, et déterminer les accidens les plus graves.

M. Magendie établit sept espèces de gravelle : 1° gravelle *rouge ;* 2° gravelle *blanche ;* 3° gravelle *pileuse ;* 4° gravelle *grise ;* 5° gravelle *jaune ;* 6° gravelle *transparente ;* 7° gravelle *multiple.*

La gravelle rouge ou d'acide urique est la plus commune de toutes; elle est ordinairement, comme l'indique son nom, d'une couleur rouge plus ou moins foncée, quelquefois d'un jaune pâle. *La gravelle blanche* se présente, suivant M. Magendie, tantôt sous la forme d'une poussière blanche ou blanchâtre qui se dépose en quantité plus ou moins considérable au fond du vase qui contient l'urine, tantôt sous celle de graviers de forme irrégulière, anguleuse, et de consistance variable. Il la croit la plus fréquente après la gravelle rouge, et l'analyse qu'il en a fait faire lui a donné pour résultat qu'elle est composée de phosphate de chaux et d'une très faible proportion de phosphate de magnésie. *La gravelle pileuse* que le même auteur a décrite le premier, est caractérisée par la présence de poils plus ou moins longs et plus ou moins abondans, mélangés avec la substance saline. C'est quelquefois une poussière blanchâtre, mêlée à une quantité de petits poils dont la longueur varie depuis une ligne jusqu'à un pouce et plus; d'autres fois ce sont des graviers de volume variable, velus à leur surface, et dans quelques cas réunis en grappes les uns aux autres. La matière saline, analysée par M. Pelletier, a été trouvée composée en grande partie de phosphate de chaux, d'un peu de phosphate de magnésie, et de quelques traces d'acide urique. M. Magendie n'a rencontré *la gravelle grise ou de phosphate ammoniaco-magnésien* que sous l'état de graviers plus ou moins volumineux, ayant quelquefois à peu de chose près la forme et le volume d'olives ou de pistaches, et présentant dans d'autres cas nombre d'irrégularités anguleuses à leur surface. Ces graviers sont composés par le phosphate ammoniaco-magnésien uni à de la matière animale, en petite quantité, et à quelques traces d'acide urique. M. Magendie a appelé *gravelle jaune*, celle qui est composée par l'oxalate de chaux. Il ne l'a vue qu'une seule fois, et le malade n'avait rendu qu'un gravier unique. Il crut d'abord que ce gravier était composé d'acide urique; mais l'ayant fait analyser par un habile chimiste, M. Despretz, il le trouva composé d'oxalate de chaux presque pur. Prout, qui croit aussi que cette espèce de gravelle est très rare, dit qu'elle est d'une couleur verdâtre ou noirâtre, et M. Jules Cloquet m'a fait voir, dans la collection remarquable qu'il possède, une assez grande quantité de graviers de cette espèce, ayant également une couleur plus ou moins noire. *La gravelle transparente ou d'oxide cystique* est aussi fort rare; les graviers qui lui appartiennent sont, d'après M. Magendie, qui n'a eu qu'une seule fois l'occasion de l'observer, d'une couleur jaune citrine; ils offrent une transparence qui rappelle celle de la topaze, et leur surface est couverte de petits mamelons cristallins d'un certain volume. Enfin, *la gravelle multiple* est celle dont les graviers sont de différentes natures et rendus par le même individu, soit en même temps, soit à des époques plus ou moins rapprochées.

Les calculs vésicaux commencent ordinairement par des graviers descendus des reins, qui, ne trouvant pas une issue facile à travers le canal de l'urètre, séjournent dans la vessie et deviennent le noyau autour duquel se déposent les sels que, dans certains cas, l'urine ne peut tenir en dissolution. Quelquefois, cependant, ils prennent origine dans la vessie même; mais alors, ils ont fréquemment pour noyau, soit un caillot de sang, soit un corps étranger venu du dehors, tel qu'un morceau de bougie ou de sonde, une balle, une épingle, une aiguille, un morceau d'étoffe, etc.; et une chose assez curieuse, et qui résulte des recherches de Marcet, c'est que les calculs qui se forment sur des corps étrangers, introduits accidentellement dans la vessie, sont le plus souvent, si ce n'est pas toujours, des phosphates mêlés ou calculs fusibles.

En général, les calculs vésicaux sont d'autant plus volumineux qu'ils sont moins nombreux. On en a trouvé plusieurs centaines dans une seule vessie, qui étaient tout au plus gros comme des pois. Dans d'autres cas, on en a rencontré qui avaient plus de six pouces de diamètre. On peut en voir, dans le muséum de la Faculté de Paris, d'assez volumineux pour remplir toute la cavité de la vessie; et James Earle en a décrit un dans les *Transactions philosophiques*, 1809, extrait, après la mort, de la vessie d'un nommé David Ogilvie, qui avait été taillé sans succès, et qui était énorme. Ce calcul, de nature fusible, comme tous ceux d'un gros volume, avait une forme ovoïde et pesait quarante-quatre onces; mesuré dans son plus grand diamètre, il avait seize pouces, et dans le moindre, quatorze. Néanmoins le volume ordinaire des calculs vésicaux est celui d'une noisette, d'une noix ou d'un œuf de poule. Leur poids n'est pas toujours en rapport avec leur volume : les diverses substances qui entrent dans leur composition en font varier la pesanteur.

Les calculs sont ordinairement libres et mobiles dans la vessie, quelquefois adhérens à ses parois, et, dans d'autres cas, chatonnés, c'est-à-dire, logés dans une poche formée par la hernie de sa membrane interne.

Le docteur Prout a fait des recherches fort curieuses sur la fréquence comparative des diverses espèces de calculs. Voici les résultats auxquels il est arrivé, d'après les observations particulières faites par le docteur Brande, sur les calculs de la collection de Hunter; par le docteur Marcet, sur ceux des collections de Norwich et de Guy; par le docteur Henry, sur les diverses collections conservées chez quelques habitans de Manchester et de ses environs, et par M. Smith, sur ceux contenus dans la collection de Bristol. Tous les calculs examinés par ces observateurs s'élèvent à huit cent vingt-trois. Deux cent quatre-vingt-quatorze se trouvèrent formés d'acide urique : dans quatre-vingt-dix-huit, l'acide urique était presque pur; dans cent cinquante-et-un, il était mêlé à un peu d'oxalate de chaux; et dans quarante-cinq, à un peu de phosphate. Cent treize étaient composés d'oxalate de chaux, et trois d'oxide cystique. Les calculs phosphatiques s'élevaient à deux cent deux : huit étaient de phosphate de chaux presque pur; quatre-vingt-quatre de phosphate ammoniaco-magnésien, mêlé avec une petite proportion d'acide urique; dix-neuf de phosphate ammoniaco-magnésien presque pur, et quatre-vingt-onze de phosphate de chaux et de phosphate ammoniaco-magnésien (calculs fusibles). Les calculs alternans ou de couches de différentes natures, étaient au nombre de cent quatre-vingt-six : quinze d'acide urique et d'oxalate de chaux, l'acide urique prédominant; quarante autres de même nature, mais dans lesquels au contraire c'était l'oxalate de chaux qui était en plus grande proportion; cinquante-et-un d'acide urique et de phosphates; douze d'oxalate de chaux, d'acide urique et de phosphates; quarante-neuf d'oxalate de chaux et de phosphates; un de matière fusible et d'acide urique; deux de matière fusible et d'oxalate de chaux, et seize dont la composition n'a pas été mentionnée. Il y avait vingt-cinq calculs composés dont la nature n'a pas été spécifiée.

Il faudrait peut-être examiner un plus grand nombre de calculs pour avoir des données exactes sur la fréquence relative de leurs différentes espèces; et encore ils sont si souvent composés de plusieurs substances et dans des proportions si variables, que cette classification serait toujours fort difficile à établir, quelque soin que l'on apportât à leur analyse chimique. Aussi, ne faut-il considérer les résultats obtenus par Prout que comme approximatifs, et en les estimant ainsi, on voit que les calculs d'acide urique forment un peu plus que le tiers du nombre total des calculs; et je suis porté à croire que ces résultats ne s'éloignent pas beaucoup de la vérité, parce qu'ils se rapprochent de ceux obtenus par Fourcroy et Vauquelin qui, sur les six cents calculs qu'ils soumirent à l'analyse, en trouvèrent cent cinquante d'acide urique. Mais Prout va plus loin, et pense que, comme cet acide est le noyau ordinaire autour duquel la matière calculeuse se dépose, on peut le considérer comme produisant réellement plus des deux tiers des calculs. Il résulte aussi des mêmes recherches que les calculs d'oxalate de chaux forment un septième du nombre total, sans aucune régularité cependant, dans différentes collections; que ceux d'oxide cystique sont si rares, que la proportion est seulement de 1 sur 274; que ceux composés de phosphates en forment un quart, et que les calculs alternans varient entre le quart et le cinquième.

Quoi qu'il en soit de ces résultats, voici la désignation et les caractères principaux des différentes espèces de calculs que l'on a rencontrés dans la vessie.

Calculs d'acide urique. — Ils ont en général une forme ovoïde un peu aplatie. Leur couleur, ordinairement d'un rouge brun, varie depuis la teinte jaune jusqu'à celle de l'acajou; leur surface est tantôt lisse, tantôt parsemée de mamelons arrondis; leur coupe montre des couches concentriques minces, et leur cassure est, ou imparfaitement cristalline, ou terreuse.

Calculs d'urate d'ammoniaque. — Ordinairement d'un petit volume, blanchâtres ou plutôt d'un gris argileux, à surface lisse et parfois tuberculeuse; ces calculs sont formés de couches concentriques, et leur cassure est terreuse, très fine, et semblable à celle du carbonate de chaux compacte. L'urate d'ammoniaque forme assez rarement des calculs à lui seul, et on les rencontre plutôt chez les enfans que chez les adultes, mais on le trouve fréquemment mêlé à l'acide urique, et il forme alors avec lui une variété de calculs.

Calculs de phosphate de chaux. — Les calculs de phosphate de chaux sont très rarement purs; Wollaston est le premier qui en ait rencontré. D'après cet auteur, leur surface est d'un brun clair et si lisse qu'on la dirait polie. Sciés en deux, on les trouve composés de lames très régulières, et qui se laissent séparer très facilement les unes des autres, de manière qu'on parvient à réduire le calcul en croûtes concentriques. Le phosphate de chaux, dit Berzelius, y est combiné avec une matière animale, probablement identique avec celle qui, hors du corps même, se précipite de l'urine avec lui.

Calculs de phosphate ammoniaco-magnésien. — Selon Prout, les calculs entièrement composés de ce sel sont extrêmement rares; mais ceux dans lesquels il prédomine sur les autres principes constituans sont, au contraire, fort communs. Les calculs qu'il constitue présentent presque toujours une couleur blanche; leur surface est inégale et couverte de petits cristaux brillans; leur substance n'est pas lamelleuse, ils se brisent et se réduisent facilement en poudre. Dans quelques cas rares, on les a trouvés durs, compactes et offrant alors, si on les divisait, une texture cristalline plus ou moins transparente.

Calculs de phosphate de chaux mélangé au phosphate ammoniaco-magnésien, ou calculs fusibles. — Ces calculs, les plus communs après ceux d'acide urique, sont ordinairement plus blancs et plus friables qu'aucune autre espèce. Ils ressemblent quelquefois beaucoup à une masse de craie laissant une poussière blanche sur les doigts, et se séparent facilement en couches ou lames dans les interstices desquelles on voit de petits cristaux de phosphate ammoniaco-magnésien. D'autres fois ils se présentent sous la forme d'une masse blanchâtre, spongieuse et très friable, dans laquelle la structure lamelleuse se distingue difficilement. Ce sont surtout les calculs de cette espèce qui sont susceptibles d'acquérir une grosseur considérable, et qui se moulent quelquefois sur la cavité de la vessie contractée, prenant ainsi une forme que ne possède aucune autre espèce de calcul. Tennant avait remarqué qu'au lieu de se consumer entièrement au chalumeau, il s'en fondait une grande partie en un globule vitreux blanc, d'où leur est venu le nom de *fusibles* que Wollaston leur a donné.

Calculs d'oxalate de chaux ou calculs mûraux. — Ces concrétions, qui s'observent assez communément et qui s'élèvent rarement au-delà du volume moyen, ont ordinairement une surface inégale et couverte de tubercules plus ou moins proéminens, assez semblable enfin à celle d'une mûre, ce qui leur a fait donner le nom de *calculs mûraux*. Ils sont en général d'une couleur brune foncée tirant sur le noir, très durs, d'un poids considérable, et offrent, lorsqu'on les divise, une texture lamellée imparfaite. On rencontre assez souvent des calculs de cette classe qui, loin de ressembler à une mûre, sont lisses, d'une couleur pâle, toujours d'un petit volume, et que Marcet compare, à cause de cela, à des grains de chenevis. Berzelius en a vu qui étaient blancs ou d'un jaune clair, et qui formaient une agrégation très solide de cristaux à arêtes tranchantes. Ceux dont la couleur est foncée, paraissent, d'après ce célèbre chimiste, la devoir moins à du sang qu'à la matière animale qu'ils contiennent, dont la quantité n'est pas peu considérable, et qui se précipite de l'urine avec les autres sels calciques peu solubles.

Calculs d'oxide cystique. — Cette dénomination leur a été donnée par Wollaston, qui en publia pour la première fois la description dans les *Transactions philosophiques* pour 1810, parce que la substance qui les compose se dissout également dans les acides et les alcalis, et qu'elle ressemble, sous ce rapport, à quelques oxides métalliques; mais Berzelius, ne trouvant pas valables les motifs allégués par Wollaston pour justifier cette dénomination, propose de lui substituer celle de *cystine*. Ces calculs très rares, d'un petit volume, ne dépassant pas du moins la grosseur moyenne, se présentent sous la forme d'une masse d'un blanc jaunâtre, translucide et cristallisée irrégulièrement; ils ressemblent, dans leur apparence extérieure, beaucoup plus à ceux de phosphate ammoniaco-magnésien qu'à aucune autre espèce de calculs.

Calculs de carbonate de chaux. — Très communs parmi ceux des animaux herbivores, ils sont très rares chez l'homme, surtout à l'état de pureté. Cependant Proust en a vu quelques petits formés presqu'en totalité par ce sel, et qui étaient parfaitement blancs et friables. Ces calculs sont en général, d'après Berzelius, blancs ou gris, et quelquefois jaunes, bruns ou rouges. Le carbonate de chaux, ajoute ce célèbre chimiste, y est toujours combiné avec une matière animale à laquelle ils doivent leur couleur. La formation de ces calculs suppose que l'urine est alcaline, et qu'elle ne contient pas ses phosphates ordinaires. On les reconnaît aisément à ce qu'ils se dissolvent avec effervescence dans l'acide hydrochlorique, et à ce qu'ils laissent de la chaux vive lorsqu'on les calcine à un feu assez vif.

Calculs alternans. — Ils peuvent être formés par les différentes couches qui composent les espèces précédentes; d'où il résulte que leur texture et leurs caractères généraux, qui sont subordonnés à leur composition, peuvent varier à l'infini. Le plus communément ils sont composés de couches alternatives d'acide urique, d'oxalate de chaux et de divers phosphates. Ces calculs acquièrent souvent un volume considérable, et nous avons vu qu'ils sont assez communs pour pouvoir former le quart ou le cinquième du nombre total des calculs.

Calculs composés. — Ces calculs consistent dans la réunion intime d'un nombre plus ou moins considérable des espèces précédentes; mais, en général, ils sont le résultat d'un mélange d'urate d'ammoniaque et de phosphates. Marcet propose de rapporter spécialement à cette dénomination les calculs qui n'ont pas de caractères distincts qui puissent les faire considérer comme appartenant à aucune des autres espèces. Il dit qu'on peut quelquefois les reconnaître à leur figure plus ou moins irrégulière et à leur couleur moins déterminée. Ces calculs ne sont pas communs, ils acquièrent rarement un grand volume, mais ils sont souvent très durs. Lorsqu'on les soumet à l'analyse chimique, on n'obtient que des résultats confus, ce qui fait bientôt reconnaître leur nature composée.

Il serait à désirer que l'on eût les moyens de connaître au juste quels sont les élémens qui constituent les calculs, lorsqu'ils sont encore cachés dans la vessie; on pourrait alors en diriger le traitement avec plus de certitude, employer toujours les dissolvans les plus convenables, et par conséquent obtenir des succès plus prompts et en plus grand nombre. Prout s'est particulièrement occupé d'éclairer ce sujet, et je ne crois pouvoir mieux faire que de lui emprunter ce qu'il dit des symptômes qui accompagnent chaque espèce de concrétion, ou du moins celles que l'on rencontre le plus communément et qu'il nous importe le plus de bien connaître.

L'urine des personnes affectées de calculs d'acide urique présente toujours, dit-il, une couleur naturelle, mais qui est plus ou moins foncée; la pesanteur spécifique de ce liquide surpasse celle qu'il a dans l'état de santé; il laisse déposer presque toujours un sédiment cristallisé qui devient, en général, plus abondant lorsque la douleur et l'irritation augmentent; alors le sédiment cristallisé se trouve mêlé assez souvent avec les dépôts pulvérulens, et il contient une grande quantité de mucus : cependant nous observerons qu'en général le mucus est moins abondant dans cette espèce de calcul que dans les autres, et que l'urine, qui est quelquefois opaque, dans le principe, devient ordinairement transparente après quelque temps de repos.

En général, les symptômes qui accompagnent le calcul mûral sont très intenses et bien caractérisés. Lorsque tous les symptômes du calcul se trouvent réunis; lorsqu'on s'est assuré qu'il existe actuellement un calcul dans la vessie; lorsque l'urine est claire, et qu'elle ne dépose ni acide urique, ni phosphates, on peut présumer que le calcul existant est composé d'oxalate de chaux ou d'oxide cystique. Les individus qui sont atteints de la diathèse cystique, rendant souvent de petits fragmens composés de cette substance, si on s'est assuré que les malades n'en ont point évacué, cette circonstance et la plus grande fréquence du calcul mûral donnent presque la certitude que, dans ce cas, le calcul est composé d'oxalate de chaux.

Le même auteur pense que les calculs composés de phosphates ne peuvent exister long-temps dans la vessie sans produire de la manière la plus frappante, tous les symptômes qui appartiennent, en général, aux affections calculeuses. Les souffrances horribles auxquelles ces concrétions donnent lieu, surpassent de beaucoup tout ce qu'on observe dans les autres espèces de calculs; non-seulement, dit-il, les symptômes locaux sont portés à un point de violence extrême, mais l'ensemble de la constitution paraît éprouver une altération remarquable, de sorte que ceux qui sont habitués à voir des malades atteints de ce calcul, peuvent les reconnaître à la simple inspection de leur physionomie.

L'urine évacuée par les personnes qui sont affectées du calcul phosphatique, ajoute toujours le même auteur, est si bien caractérisée, qu'elle ne peut être méconnue un seul instant; en général, elle est abondante, légèrement opaque, et offre une couleur pâle analogue à celle du petit lait; ce liquide laisse précipiter les phosphates qui sont mêlés, dans ce cas, avec une grande quantité de mucus; il passe rapidement par tous les degrés de la décomposition alcaline et putride, et exhale, dans cet état, une odeur des plus offensives; sa décomposition s'effectue d'une manière si prompte que, dans les cas graves de ce genre, la chambre du malade est toujours infectée de cette odeur putride. (W. Prout, *Traité de la gravelle, du calcul vésical*, etc., traduit de l'anglais, Paris, 1822.)

On peut ajouter que dans la *diathèse urique*, l'urine est acide, et rougit le papier de tournesol, et que dans la *diathèse phosphatique*, elle est, au contraire, plus ou moins alcaline.

Fourcroy avait proposé, pour reconnaître la nature des calculs contenus dans la vessie, d'injecter successivement dans cet organe une très faible lessive de potasse, ou de l'acide hydrochlorique affaibli, et, après un séjour de quelques instans, ces liquides étant évacués, d'examiner les précipités qu'ils laisseraient déposer. Mais, soit qu'on ait considéré cette méthode comme étant d'une exécution difficile, soit qu'on ait craint l'irritation que ces injections auraient pu produire sur les parois de la vessie, je ne sache pas qu'elle ait jamais été mise en pratique. Je ne crois cependant pas que ces injections, faites avec prudence, soient ni difficiles ni dangereuses; je suis au contraire convaincu qu'en général on les redoute beaucoup trop.

On pourrait encore très bien, comme l'a pensé M. Leroy d'Etioles, se servir, pour connaître la composition des calculs renfermés dans la vessie, d'un des instrumens imaginés pour broyer la pierre, en modifiant le mandrin de manière à lui donner la forme d'une de ces sondes que l'on met en usage dans le commerce pour extraire une petite quantité de la pâte de certains fromages dont on veut connaître la qualité. Ce serait même le véritable moyen de connaître la composition des diverses couches des calculs, tandis que les précédens ne peuvent jamais nous donner de notions que sur leur couche extérieure.

Néanmoins, quelle que soit la valeur des symptômes indiqués par les auteurs et de tous les moyens proposés pour arriver à constater la composition chimique des calculs, lorsqu'ils sont encore renfermés dans la vessie, ces concrétions sont si souvent formées d'élémens divers et différemment combinés, qu'on ne peut se dissimuler que, dans un grand nombre de cas, il ne soit très difficile d'obtenir à cet égard des notions exactes.

Causes des calculs.

La cause immédiate de la formation des calculs urinaires tient toujours à un défaut de proportion entre la faculté dissolvante de l'urine, et la quantité de matière calculeuse fournie par les reins. En effet, l'urine n'a, comme tous les liquides, qu'un certain degré de puissance dissolvante qu'on appelle son *point de saturation*, au-delà duquel elle laisse déposer sous forme pulvérulente ou cristalline les diverses substances qui entrent ensuite dans la composition des calculs. Cette faculté dissolvante de l'urine est toujours en rapport avec la quantité de sa partie aqueuse, et comme celle-ci varie suivant un grand nombre de circonstances, on conçoit qu'il doit arriver fréquemment qu'une partie de ses autres principes l'abandonnent et se précipitent. C'est ce qui arrive particulièrement lorsque les reins produisent des substances calculeuses en plus grande abondance que d'habitude, ou certaines matières non ordinaires et peu solubles dans l'urine, comme, par exemple, de l'oxalate de chaux. Un premier noyau étant une fois formé et séjournant dans les voies urinaires, il s'augmente graduellement des substances qui, dans certaines circonstances, se trouvent en excès dans l'urine; ces substances se déposent à sa surface, s'y concrètent et y adhèrent au moyen du mucus vésical, qui alors se combine avec elles et leur sert en quelque sorte de ciment; mais cette augmentation n'a pas toujours lieu d'une manière régulière : la partie aqueuse de l'urine peut être long-temps en assez grande abondance pour tenir à l'état de solution les matières calculeuses, et par conséquent, ne permettre aucune précipitation. C'est ainsi qu'on a vu des calculs séjourner plusieurs années dans la vessie, sans y augmenter de volume d'une manière bien sensible.

Les calculs sont incomparablement plus communs chez les hommes que chez les femmes; ils se rencontrent souvent chez les enfans depuis trois jusqu'à quatorze ans; ils sont aussi assez communs vers l'âge de quarante ans, et dans la vieillesse. Les pays froids et humides, comme l'Angleterre et la Hollande abondent particulièrement en calculeux, tandis qu'on en voit rarement dans le Nord et dans les régions équatoriales. Les autres causes prédis-

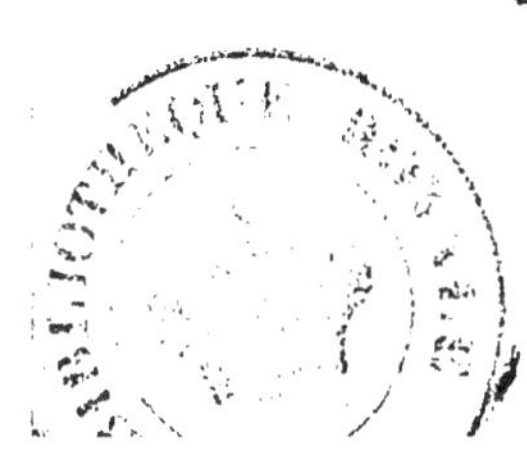

posantes auxquelles on attribue cette maladie, sont le défaut d'exercice, le travail du cabinet, le séjour prolongé au lit, la mauvaise habitude de garder long-temps l'urine dans la vessie, celle de ne prendre des boissons aqueuses qu'en petite quantité, l'usage des vins généreux, des liqueurs fortes, et particulièrement, selon M. Magendie, un régime trop nutritif, principalement composé d'alimens contenant beaucoup d'azote. On peut encore ranger parmi ces causes, la paralysie de la vessie, le rétrécissement du canal de l'urètre, et tout ce qui peut mettre obstacle au libre écoulement de l'urine. Enfin, l'usage habituel de l'oseille a été, dans quelques cas, la cause unique et évidente de calculs d'oxalate de chaux : M. Magendie et M. le professeur Laugier en citent des exemples.

M. Magendie a particulièrement étudié l'influence du régime sur la production des calculs urinaires : il a démontré, par un grand nombre d'expériences et d'observations, que l'urine de l'homme et des animaux qui se nourrissent plus particulièrement d'alimens fortement azotés, tels que la chair de toute espèce, le poisson, les coquillages et les œufs, etc., contient de l'acide urique, et que sa proportion varie avec celle des alimens azotés dont les animaux font usage : « S'ils se nourrissent exclusivement de ma-
« tières animales, dit ce célèbre physiologiste, l'urine est
« abondamment chargée d'acide urique, et même peut
« en être entièrement formée, comme cela résulte des
« expériences de MM. Vauquelin et Wollaston sur les
« oiseaux. Cependant on ne trouve point d'acide urique
« dans l'urine du lion et du tigre, mais on y trouve de
« l'urée en grande proportion. Au reste, la quantité et la
« nature des alimens n'influent pas seulement sur la
« production de l'acide urique, mais sur celle des autres
« substances salines en dissolution dans l'urine; fait qui

« est de la plus haute importance sous le rapport de la « production de la gravelle.

« Si, au contraire, les animaux se nourrissent de végé- « taux, comme il arrive aux herbivores, l'urine ne pré- « sente aucune trace d'acide urique. »

M. Magendie déduit des recherches auxquelles il s'est livré, la conséquence importante qu'il existe une relation évidente entre le régime et la présence de l'acide urique dans l'urine; en d'autres termes, qu'il n'existe d'acide urique dans l'urine qu'autant que les animaux se nourrissent de chair et autres alimens azotés. M. Chossat, qui a aussi publié un très beau travail relatif à l'influence des alimens sur les propriétés physiques de l'urine (*Journal de physiologie* de M. Magendie, t. IV), est arrivé exactement aux mêmes résultats; il a trouvé, en expérimentant sur lui-même, avec une attention et une patience dignes d'éloge, que l'urine donne d'autant plus de résidu, lorsqu'on la fait évaporer au bain-marie, que l'on prend plus d'alimens, et que, la quantité d'alimens restant la même, toutes choses égales d'ailleurs, le résidu est d'autant plus abondant que le régime est plus azoté.

Il ne faut pas croire cependant que toutes les causes des calculs urinaires nous soient parfaitement connues, et que les conjectures fondées sur les divers genres de nourriture, de boisson et d'habitude ne soient sujettes à aucune objection. Il est certain qu'on est souvent exposé aux influences auxquelles on attribue ordinairement la formation des calculs, sans en être affecté, tandis qu'en les évitant, on n'est pas toujours sûr d'en être préservé. Il faut donc bien, dans un grand nombre de cas, reconnaître chez les calculeux une prédisposition particulière, tout-à-fait indépendante des causes occasionnelles. M. Magendie est entièrement de cet avis, car il fait la remarque que l'on voit tous les jours des individus qui, par leur âge, leur régime, leurs habitudes, semblent dans les conditions les plus propres au développement de la gravelle, et qui n'en sont point affectés; tandis qu'au contraire il en est d'autres qui, par leur régime alimentaire et leur genre de vie, sembleraient ne devoir jamais en être atteints, et qui en souffrent. Il ajoute qu'à la vérité les exemples en sont rares, mais que le fait n'en est pas moins certain; et il cite, à ce sujet, d'après Scudamore, les pauvres d'un district entre Tumbridgewels et Lewes, dans le comté de Sussex, parmi lesquels la gravelle est fréquente, bien qu'ils soient maigres et qu'ils se nourrissent presque exclusivement d'alimens végétaux et de bière dure (*hard beer*), tandis que cette maladie épargne les autres habitans. Le même physiologiste cite encore comme des bizarreries inexplicables, des personnes qui rendent abondamment des graviers avec leur urine chaque fois qu'elles font un grand exercice auquel elles ne sont pas accoutumées, et d'autres qui sont d'ailleurs sobres et bien portantes, et chez lesquelles il n'est pas extrêmement rare d'observer le même phénomène, si elles ont une digestion laborieuse, accompagnée d'éructations, de rapports amers ou acides, de pyrosis, etc. Il connaît une dame qui rend environ deux gros de gravier rouge avec son urine le lendemain du jour où il lui est arrivé de manger de la salade, et Béclard lui a rapporté l'histoire d'un individu qui expulse un ou deux petits calculs par l'urètre, chaque fois qu'il fait usage de fruits crus.

On peut encore citer avec C. Hutchison, comme preuve que le régime animal ne peut pas seul rendre les calculs plus fréquens, l'exemple des matelots qui mangent une grande quantité de bœuf et de porc salé, et qui cependant en sont rarement affectés. Nous avons vu, au contraire, que cette maladie est fort commune chez les enfans, quoique en général ils ne fassent pas un grand usage d'alimens très azotés. Il existe aussi l'exemple d'un savant italien du dix-septième siècle, Hyacinthe Cestony (Journal de pharmacie, janvier 1828), qui vécut quatre-vingt-un ans de légumes et de fruits, et qui mourut cependant de la gravelle.

On doit conclure de tous ces faits que la cause des calculs urinaires est encore enveloppée d'une grande obscurité.

Quelques considérations applicables à la dissolution des calculs en général.

On peut dire en thèse générale qu'il n'est pas de calculs insolubles (1); seulement comme ils ne sont pas toujours de la même nature, on conçoit qu'ils ne peuvent pas tous être solubles au même degré et par les mêmes moyens, et que par conséquent il serait avantageux de pouvoir leur opposer des dissolvans de nature différente. C'est pour cela qu'on a conseillé, selon leur composition chimique, tantôt des alcalis et tantôt des acides. Mais c'est là précisément la grande difficulté du traitement par les dissolvans; car nous avons vu que, malgré tous les moyens indiqués pour arriver à connaître d'avance la nature de ces concrétions, on était souvent, à cet égard, dans une grande incertitude; et, d'un autre côté, les élémens qui les composent, en les supposant même bien connus, sont souvent si différens et combinés d'une manière si variée, qu'il serait toujours fort difficile de savoir à quelle espèce de dissolvant il faudrait

(1) Il faut excepter la silice qui a été trouvée dans quelques calculs, mais si rarement et en si petite quantité qu'on peut, ce me semble, la négliger sans inconvénient.

avoir recours, ou s'il faudrait les employer alternativement. D'ailleurs, la première condition dans ce cas, pour un dissolvant, c'est de pouvoir arriver par la circulation, et sans changer de nature, jusque dans les voies urinaires, à moins qu'on ne veuille se borner à l'employer en injections dans la vessie. Or, il paraît douteux, d'après un assez grand nombre d'observations, que tous les acides, introduits dans l'estomac, puissent arriver à l'état libre jusque dans les voies urinaires. Il résulte d'expériences fort curieuses et faites avec soin par le docteur Woehler, médecin de la faculté de Heidelberg, sur le passage de diverses substances dans l'urine (*Journal des progrès des sciences et institutions médicales*, tomes I et II, Paris, 1827), que les acides oxalique, tartarique, benzoïque, et vraisemblablement, ajoute-t-il, tous les autres, ne passent jamais dans les urines que combinés avec une base; de sorte que, employés, comme on les a conseillés, contre les calculs phosphatiques, ils seraient plutôt nuisibles qu'utiles. Ces observations du docteur Woehler sont confirmées par une expérience de Berzelius qui, ayant eu à observer un malade dont l'urine était alcaline et déposait des phosphates, lui fit prendre de l'acide phosphorique à dose croissante, sans que l'urine devînt acide; mais l'acide finit par purger le malade, et alors l'urine prit le caractère acide; elle recouvra sa transparence et déposa de l'acide urique. Ces phénomènes cessèrent avec la purgation, et ni l'usage continué de l'acide phosphorique, ni celui de l'acide acétique, ne purent ensuite empêcher la formation du sédiment et l'alcalescence de l'urine. M. Magendie a également essayé plusieurs fois de faire cesser l'alcalinité de certaines urines en donnant aux malades soit des acides minéraux, soit des acides végétaux à forte dose, et n'a jamais pu obtenir ce résultat d'une manière non équivoque. Mais en supposant même que les acides puissent arriver à l'état libre jusque dans la vessie, il est probable que ce ne serait pas sans danger pour l'estomac qu'on les administrerait à assez forte dose et pendant assez long-temps pour mettre l'urine dans le cas de pouvoir dissoudre les calculs phosphatiques.

On voit qu'on ne peut pas fonder de grandes espérances sur l'emploi des acides comme dissolvans des calculs phosphatiques, les seuls du reste auxquels il est à regretter qu'ils ne soient pas plus facilement applicables. Cependant quelques praticiens assurent en avoir obtenu quelquefois de bons effets, particulièrement de l'acide carbonique. Ainsi, par exemple, Loizon, de Toulouse, cité par Fourcroy, a rapporté deux cas de guérisons obtenues par l'eau de Seltz, et constatées par le cathétérisme. Brande rapporte aussi avoir administré de l'eau imprégnée d'acide carbonique à un malade sujet à évacuer, avec son urine, un sable blanc, composé de phosphates de chaux et de magnésie, et avoir observé que le dépôt cessait d'avoir lieu, tant qu'on faisait usage de cette eau acidulée, et qu'il commençait à reparaître dès qu'on l'abandonnait. J'ajouterai en faveur de l'acide carbonique, que les eaux de Vichy prises aux sources mêmes, et qui contiennent alors plus ou moins de ce gaz en dissolution, m'ont toujours paru avoir une action beaucoup plus prompte et beaucoup plus active que les eaux alcalines qui n'en contiennent pas; et je suis par conséquent convaincu que l'on peut obtenir les plus grands avantages de cet acide, soit pour faire supporter plus facilement aux malades les eaux alcalines, soit même comme dissolvant dans certaines espèces de calculs (1).

(1) M. Darcet s'est souvent assuré que l'urine des buveurs d'eau, à Vichy, contient beaucoup plus d'acide carbonique que dans l'état ordinaire.

D'après tout ce qui précède, on voit qu'il ne faut pas proscrire entièrement tous les acides, mais seulement qu'il est impossible de pouvoir compter sur l'efficacité du plus grand nombre.

Quant aux alcalis, la propriété qu'ils possèdent de dissoudre l'acide urique est depuis long-temps parfaitement connue, et cependant la plupart des praticiens ne croient pas encore qu'ils puissent dissoudre des calculs un peu volumineux. C'est une erreur qu'il sera facile de dissiper en parlant du traitement des calculs en particulier. Je dirai seulement ici quelques mots de leur mode d'action en général.

Pour se faire une juste idée de l'action des alcalis sur les différentes espèces de calculs, il faut se rappeler que les sels qui composent ces concrétions ne sont jamais purs, et qu'ils ne forment pas un tout parfaitement cristallisé. Ces sels se déposent lentement, successivement, par couches concentriques plus ou moins régulières, ou quelquefois par une sorte d'agglomération sans régularité bien apparente; mais il faut surtout faire attention au rôle important que joue, dans ce cas, le mucus vésical. Ce mucus qui, dans tous les cas de calculs, mais particulièrement dans ceux de phosphates, est toujours sécrété en plus grande quantité que dans l'état normal, se mêle avec les dépôts calculeux, s'interpose entre leurs molécules, en augmente la force adhésive, et se comporte enfin comme un véritable ciment à l'égard de ces molécules et des différentes couches dont se composent les calculs. Or, ce fait du mélange de cette matière animale dans tous les calculs, me semble d'une grande importance, à cause de la propriété que possèdent les alcalis de la dissoudre. N'est-ce pas, en effet, une raison de plus de compter sur l'efficacité de ces dissolvans dans les cas de calculs d'acide urique? Et ne pourrait-on pas aussi profiter de cette propriété des alcalis, de dissoudre ce principe constituant des calculs, pour chercher, soit par des boissons alcalines, soit par des injections de même nature dans la vessie, à désagréger tous ceux dont les autres élémens ne sont pas ou sont peu solubles par les mêmes moyens; de manière à n'avoir plus qu'à favoriser la sortie du sédiment calculeux, en excitant une sécrétion abondante d'urine, ou au moyen des injections elles-mêmes? Il suffirait pour cela de rendre l'urine alcaline et de la maintenir à cet état pendant un certain temps, ce qui est facile et peut se faire sans inconvénient pour les malades, surtout en employant les eaux naturelles de Vichy, ou bien la soude ou la potasse à l'état de bi-carbonates.

Ce qui me fait croire encore qu'il n'est pas aussi difficile qu'on le pense de dissoudre les calculs urinaires, c'est qu'il existe des exemples qui prouvent qu'ils peuvent quelquefois se dissoudre naturellement dans la vessie, probablement par l'effet de quelques changemens survenus dans la composition de l'urine. D'ailleurs cette dissolution ne peut-elle pas même arriver par suite d'une simple augmentation de la sécrétion de ce liquide, entretenue pendant long-temps? Car, si l'urine laisse déposer un sédiment propre à former des calculs, lorsque sa partie aqueuse n'est pas assez abondante pour le tenir en dissolution, ne peut-elle pas, au contraire, lorsque cette même partie aqueuse se trouve en grande proportion relativement aux sels à dissoudre, reprendre ceux qu'elle avait laissé déposer, et se saturer ainsi aux dépens des calculs déjà formés (1). M. Jules Cloquet, qui

(1) On doit d'autant plus chercher à rendre abondante la proportion de la partie aqueuse de l'urine, qu'avant de rien dissoudre, elle a à vaincre la force de cristallisation qui tient à l'affinité que les molécules ont toujours, comme on sait, pour les masses déjà formées.

s'est beaucoup occupé de la dissolution des calculs, et qui, j'espère, ne tardera pas à publier le résultat de ses recherches, possède un assez grand nombre de faits qui démontrent parfaitement la possibilité de ces dissolutions spontanées. Il m'a fait voir des calculs de différentes espèces qni ont été extraits de la vessie dans un état de dissolution plus ou moins avancée. Les uns présentent des espèces de sillons de profondeur variable, qui paraissent évidemment avoir été formés par le passage continuel d'un courant d'urine, et qui donnent en quelque sorte, à la surface de ces concrétions, l'apparence du lit d'une rivière mise à sec. D'autres présentent des excavations irrégulières et plus ou moins profondes, et par conséquent des parties saillantes, probablement d'une nature différente et d'une dissolution plus difficile que celles qui ont disparu. Ces calculs ayant été sciés, rien n'est plus facile que de se convaincre que les altérations qu'ils présentent sont dues à une véritable dissolution; car, si ces calculs s'étaient formés tels qu'on les voit maintenant, leurs différentes couches, qu'il est très facile de distinguer, suivraient sans interruption toutes les sinuosités, toutes les excavations dont j'ai parlé, tandis qu'au contraire elles présentent autant de solutions de continuité qu'il y a d'excavations. Il est évident que ces calculs ont été ronds ou à-peu-près, et que les couches que l'on voit se terminer sur les bords des enfoncemens, étaient entières et parfaitement concentriques, comme on le remarque dans tous les calculs qui n'ont pas éprouvé de pertes de substance.

M. Cloquet, pour prouver qu'il n'est pas de calculs insolubles, en a soumis de phosphate et d'oxalate de chaux à la seule action de l'eau chauffée à la température ordinaire du corps, et il a été facile de constater, au bout de quelque temps, qu'ils avaient sensiblement diminué de volume. Il a aussi fait des tentatives de dissolution par des injections dans la vessie, au moyen d'une sonde à double courant, de son invention, dans le genre de celle de Hales. Il n'osa d'abord employer que l'eau distillée, et cependant elle suffit pour amener une diminution notable du volume d'un calcul. Depuis, il s'est servi de dissolutions alcalines, sans le moindre inconvénient pour le malade.

Les injections n'ont pas, comme les boissons et les bains, l'avantage d'agir sur les reins eux-mêmes, et par conséquent de s'opposer à la formation des matières calculeuses, ou de les dissoudre à leur origine; néanmoins elles sont un moyen très puissant de dissolution dans tous les cas de calculs renfermés dans la vessie.

Traitement de la gravelle et des calculs formés par l'acide urique.

Cette espèce d'affection calculeuse est, comme nous l'avons vu, la plus fréquente de toutes, et celle que l'on rencontre le plus communément chez les grands mangeurs, amateurs de la bonne chère, et qui ont l'habitude des tables somptueuses et des mets recherchés. « J'ai été « à même, dit M. Magendie, de faire cette observation « sur un grand nombre de graveleux auxquels j'ai don« né des soins; la plupart étaient des gens du monde, « d'un embonpoint considérable, ayant passé l'âge de « l'énergie musculaire, grands mangeurs de viandes, de « poissons, de gibier, toutes substances très azotées, et « propres en conséquence à former de l'acide urique. »

Les indications à remplir dans cette affection, sont de diminuer la sécrétion de l'acide urique, d'augmenter au contraire celle de la partie aqueuse de l'urine, afin que ce liquide puisse tenir cet acide en dissolution, et que son courant plus rapide favorise en même-temps la sortie des graviers à travers les conduits urinaires; enfin, de donner à l'urine la faculté de dissoudre les calculs et les graviers trop gros pour pouvoir être évacués.

L'habitude de manger beaucoup, et surtout l'usage ordinaire d'un régime principalement composé de substances animales, ou d'autres alimens très azotés, ayant, comme le prouvent les observations de M. Magendie, une grande influence sur la production de l'acide urique, on conçoit combien il est important de changer, sous ce rapport, le régime des malades ayant des calculs formés par cet acide. Il faut alors diminuer la quantité des alimens azotés, ou même supprimer totalement le régime animal pour le remplacer par un régime végétal, comme étant le moins favorable à la sécrétion de l'acide urique, et ayant en outre l'avantage d'augmenter la partie aqueuse de l'urine. M. Magendie a souvent conseillé ce régime, avec le plus grand succès, dans la gravelle; il a même vu, dans ce cas, des personnes se guérir uniquement en cessant de déjeuner à la fourchette, et en ne prenant plus, le matin, que du café, du chocolat ou du thé, pourvu qu'elles ne mangeassent pas au dîner, de manière à suppléer à la privation qu'elles s'étaient imposée au déjeuner. Mais, pour tenir l'urine constamment abondante, il est nécessaire de prendre beaucoup de boissons aqueuses et diurétiques, que les malades peuvent varier selon leur goût, et d'éviter le vin pur, surtout le vin rouge, et les liqueurs fortes. Les boissons aqueuses abondantes sont même, chez tous les calculeux grands mangeurs, le seul moyen de corriger le mauvais effet produit par leur régime; s'ils se permettent du vin, ils doivent préférer le vin blanc et l'étendre d'une grande quantité d'eau.

Malheureusement le régime végétal et les boissons

aqueuses, quoique fort utiles dans tous les cas, ne suffisent pas ordinairement contre cette affection ; il est presque toujours nécessaire d'avoir recours à des dissolvans plus énergiques.

Le meilleur moyen de dissoudre les calculs formés par l'acide urique, est de rendre l'urine alcaline et de la maintenir à cet état pendant toute la durée du traitement; et l'expérience a démontré que les sels alcalins remplissent parfaitement ce but, sans qu'il en résulte d'inconvéniens pour les malades. Ces sels ont en effet l'avantage d'arriver promptement, par la circulation, jusque dans les voies urinaires, et de pouvoir communiquer à l'urine l'alcalinité nécessaire pour saturer l'acide urique et tenir en dissolution les urates qui résultent de la combinaison de leur base avec cet acide. Il faut éviter d'employer les alcalis purs, parce qu'à cet état, nos organes les supportent difficilement, qu'ils pourraient en être affectés, et qu'on est alors obligé de n'en user qu'à de très faibles doses; mais à l'état de bi-carbonates, ils n'offrent plus les mêmes inconvéniens et remplissent toutes les conditions désirables pour pouvoir être employés avec succès. L'on sait en effet que les alcalis sont d'autant mieux supportés par nos organes et que leur puissance dissolvante est d'autant plus grande, qu'ils sont mieux saturés par l'acide carbonique. Néanmoins, il faut encore dans ce cas les administrer avec prudence, car, lorsqu'on porte la dose un peu trop loin, l'estomac paraît se fatiguer, il manifeste une certaine répugnance, et les malades se plaignent de quelques douleurs dans le bas des intestins et dans la région de la vessie; mais il suffit alors, pour faire cesser ces symptômes, d'en suspendre momentanément l'administration et de les donner ensuite à moins forte dose. Le choix des bi-carbonates n'est pas non plus indifférent; ceux de soude et de potasse sont et doivent être préférés, comme étant à-la-fois les plus solubles et ceux qui saturent l'acide urique avec le plus de facilité. Les eaux thermales de Vichy surtout, présentent aux calculeux des avantages qu'il serait difficile de trouver nulle part ailleurs, et qu'elles doivent évidemment à la grande quantité de bi-carbonate de soude et d'acide carbonique qu'elles tiennent en dissolution.

« Quoique plusieurs eaux minérales, dit M. Magendie, « contiennent des carbonates terreux ou alcalins, et « qu'elles puissent être utilement employées pour com- « battre la gravelle, il est difficile qu'elles puissent saturer « entièrement l'acide urique, à raison de la petite quan- « tité de carbonate qu'elles contiennent. Aussi, leur action « la plus évidente est-elle d'exciter la sécrétion de l'urine.

« Cette réflexion, ajoute-t-il, ne s'applique pas aux « eaux de Vichy, qui contiennent une forte proportion « de bi-carbonate de soude, et qui rendent promptement « l'urine alcaline. Aussi ces eaux sont-elles, à mon avis « et depuis mon expérience, un des moyens les plus ef- « ficaces pour combattre les affections calculeuses, et « particulièrement la gravelle rouge. »

M. d'Arcet a fait un grand nombre d'observations à Vichy, qui montrent avec quelle facilité ces eaux rendent l'urine alcaline et à quelle dose il convient de les employer pour obtenir ce résultat.

« Un verre ou deux décilitres d'eau thermale de Vichy, « dit ce célèbre chimiste, contenant environ un gramme « de bi-carbonate de soude, pris à jeun, et l'urine étant « acide, ne suffit pas pour alcaliser cette sécrétion ; l'u- « rine, quoique moins acide, reste parfaitement claire, « et ne laisse déposer qu'un peu de mucus, dans l'espace « de douze heures.

« En prenant à jeun deux verres d'eau de Vichy, qui « contiennent environ deux grammes de bi-carbonate

« de soude, l'urine devient promptement alcaline; elle « est alors très claire, et ne laisse déposer en refroidis- « sant que peu de mucus. Les urines rendues pendant « la journée ont les mêmes caractères, et ce n'est que huit « ou neuf heures après avoir bu l'eau de Vichy que l'urine « reprend son acidité naturelle.

« Trois verres d'eau de Vichy, bus à jeun, influent sur « la sécrétion de l'urine de manière à la rendre alcaline « presque pendant vingt-quatre heures; l'urine, dans « ce cas, est parfaitement claire, et ne laisse déposer, en « refroidissant à l'air, que très peu de mucus.

« En buvant quatre verres d'eau de Vichy, qui re- « présentent à-peu-près quatre grammes de bi-carbonate « de soude sec, l'urine est constamment alcaline; cette « urine est bien claire, et ne laisse déposer que peu de « mucus, quoique restant exposée à l'air pendant douze « heures.

« Cinq verres d'eau de Vichy, bus le matin à jeun, « produisent les mêmes effets, mais d'une manière en- « core plus prononcée. A ce terme, l'urine est constam- « ment alcaline et parfaitement claire; celle que l'on « rend le matin est très colorée, bien claire, et ne laisse « déposer que très peu de mucus; l'alcalinité augmente « encore dans l'urine de la nuit, lorsqu'on s'est baigné « dans l'eau minérale avant le dîner, et surtout lors- « qu'on a dû, pour remédier à une digestion pénible, « boire un verre d'eau de Vichy dans le courant de la soirée.

« Ce qui précède fait voir que les buveurs d'eau qui « prennent, à Vichy, jusqu'à cinq verres d'eau minérale, « chaque matin, et qui se baignent en outre tous les « jours dans l'eau thermale (1), se trouvent soumis à un

(1) M. Darcet a plusieurs fois constaté que le bain d'eau thermale suffit seul pour alcaliser l'urine.

« régime dont le résultat doit être d'alcaliser leur urine « pendant tout le temps qu'ils prennent les eaux, c'est- « à-dire trente ou quarante jours de suite. »

Les différentes sources de Vichy paraissent également propres au traitement des calculs, du moins elles contiennent d'égales doses d'alcali; cependant, il en est une, celle des Célestins, dont la réputation est depuis long-temps particulièrement établie pour ce genre d'affection. Il est difficile d'expliquer la préférence qu'on lui a toujours accordée, et qu'elle me paraît réellement mériter, à moins qu'on ne l'attribue à ce qu'étant presque froide, elle tient une plus grande quantité d'acide carbonique en dissolution. C'est donc à cette fontaine que nous envoyons de préférence boire les calculeux; pourtant, nous n'avons pas toujours le choix entre les différentes sources : dans cette affection, comme dans toutes celles que l'on traite ordinairement à Vichy, il se manifeste quelquefois des répugnances invincibles et inexplicables pour l'eau de l'une des fontaines, tandis que l'estomac supporte parfaitement celle d'une autre. Heureusement que Vichy est riche en sources d'eau minérale, ce qui nous donne la possibilité de les varier suivant le goût des malades et les caprices de l'estomac.

On voit par ce qui se passe à Vichy, comme l'observe très bien M. d'Arcet, que l'urine qui est ordinairement acide, peut devenir fortement alcaline, et conserver deux mois entiers cet état, non-seulement sans donner lieu à aucune gêne ou à aucun accident, mais en contribuant, au contraire, au bien-être et au rétablissement de la santé des buveurs d'eau. « L'expérience de plu- « sieurs siècles, dit-il ailleurs, a prouvé que l usage des « eaux de Vichy est salutaire à la santé : on se trouve « bien d'y rester six semaines chaque année. Plusieurs « personnes y reviennent par reconnaissance, par crainte

« ou par habitude, depuis plus de vingt ans, et se félicitent « toujours de l'effet salutaire des eaux. M. Lucas n'a jamais « observé que ceux de ses malades qui sont venus le « plus souvent à Vichy, aient été atteints de maladies « des voies urinaires; il est au contraire prouvé que l'u- « sage de ces eaux rétablit les fonctions digestives, et « redonne souvent à tout le système une énergie qu'on « désespérait de voir renaître. » (*Annales de chimie et de physique*, 1826.)

Pour démontrer complètement l'innocuité de l'emploi des sels alcalins, M. d'Arcet cite encore des faits plus positifs, qu'il a été à même d'observer.

« Dans les fabriques, dit-il, où l'on extrait le sel de « soude de la soude brute, il y a des ouvriers qui passent « leur vie à piler, tamiser, embariller le sel de soude. Ce « sel, au sortir du four, est réduit en poudre et tamisé, « étant souvent encore très chaud; l'atelier où se fait « cette opération est ordinairement bien clos, afin de ne « pas perdre le sel de soude en poudre que le pilage et « le tamisage portent dans l'air en si grande quantité, « que les parois des murs et les vêtemens des ouvriers en sont « bientôt tout couverts. Ces ouvriers passant dix heures « par jour dans cet atelier, et ne prenant aucune pré- « caution, y doivent respirer et avaler une grande quan- « tité de sel de soude. J'ai conduit un atelier dans lequel « on fabriquait jusqu'à mille kilogrammes de sel de « soude par vingt-quatre heures; plusieurs des ouvriers « qui y travaillaient depuis six à sept ans, ayant été in- « terrogés à ce sujet, ont tous déclarés qu'ils n'y éprou- « vaient aucune incommodité, qu'ils y avaient seule- « ment plus tôt faim et plus faim que dans les autres ate- « liers de la fabrique; qu'ils étaient, en général, plu- « tôt constipés que relâchés, mais qu'ils n'éprouvaient « point de gêne de cet état. J'ai en outre constaté

« que l'urine rendue par ces ouvriers était rarement acide, « et au contraire presque toujours très fortement alcaline. »

D'après tout ce qui précède, on ne peut pas douter qu'il ne soit possible, au moyen de bi-carbonates alcalins, et particulièrement des eaux alcalines gazeuses de Vichy, de rendre l'urine alcaline, et de la maintenir à cet état, sans inconvéniens pour les malades. Voici maintenant un certain nombre de faits qui prouvent que cette alcalinité peut être portée assez loin, et entretenue assez long-temps, pour dissoudre la gravelle et les calculs formés par l'acide urique.

Parmi les observations de guérisons que l'on doit au fameux remède de mademoiselle Steevens, qui n'était autre chose, comme on sait, qu'un remède alcalin, il en est surtout une qui me paraît digne d'être citée, tant à cause du soin avec lequel elle a été recueillie, que parce que l'auteur, qui est en même temps le sujet de l'observation, a pris toutes les précautions possibles pour que son authenticité ne puisse pas être contestée. Elle est de Jacques Kirkpatrick, docteur en théologie et en médecine, qui rapporte l'état de souffrance dans lequel il était lorsqu'il entendit parler du remède en question, et l'effet de ce remède, observé jour par jour, depuis qu'il en eut commencé l'usage, jusqu'à sa parfaite guérison. Il résulte de cette observation qu'il rendit par l'urètre mille trente-six écailles de pierres, provenant probablement de cinq pierres qui s'étaient dissoutes dans la vessie, et dont les noyaux furent évacués à différens intervalles. Outre ces écailles, l'urine charriait très souvent une grande quantité de sable ou d'une matière épaisse et blanchâtre qui se déposait au fond du vase, et qui se durcissait par l'évaporation en une substance pierreuse; ce qui fait croire avec raison que ce sédiment n'était autre chose que la substance de la pierre plus dissoute que les écailles dont nous avons rapporté l'énumération. Kirkpatrick, pour mieux prouver la vérité des faits rapportés dans cette observation, crut devoir la faire suivre de l'attestation de neuf membres du Parlement, d'un pareil nombre de théologiens, de huit médecins et de onze bourgeois. (*Journal des savans*, 1743.)

Nathanaël Hulme, membre du collège royal de médecine de Londres, et médecin de la maison des Chartreux, rapporte l'observation d'un vieillard de soixante-treize ans, qu'il avait guéri de la pierre par l'usage intérieur du sous-carbonate de potasse. Ce qu'il y a de remarquable, c'est que ce médecin croyait, comme nous allons le voir, que, dans ce cas, l'acide carbonique était le seul dissolvant. Le malade en question souffrait tellement et avait essayé tant de remèdes sans succès, qu'il désirait l'opération, la regardant comme sa dernière ressource. « M'étant rappelé, dit Hulme, la faculté dont « jouit l'air fixe (*acide carbonique*) de dissoudre la « pierre, je me déterminai à éprouver ce que produirait « dans le corps humain un remède imprégné de cet air « fixe : pour cet effet, le malade prit, quatre fois par « jour, quinze grains de sel alcali fixe de tartre (*sous-« carbonate de potasse*), dissous dans trois onces d'eau « ordinaire. Peu de jours après, je fus heureusement « surpris d'apercevoir dans l'urine du malade plusieurs « fragmens de calculs et un corps muqueux blanchâtre, « semblable à une eau saturée de craie. Les faisceaux « pierreux qui hérissaient cette matière blanchâtre, an-« nonçaient assez son origine, et la faisaient reconnaître « pour un calcul réduit à un état de ramollissement et « de division. De jour en jour, le malade rendait une « plus grande quantité de pierres et de corps crétacés; « de sorte que le calcul dont il était tourmenté, semblait « s'être dissous et avoir entièrement coulé avec les uri-

« nes. Ce malade rendit ainsi, dans l'espace d'un mois, « une quantité considérable de fragmens pierreux de « toute grandeur. Les uns n'avaient que l'épaisseur d'une « lame très mince, d'autres formaient un volume plus « considérable; ce qu'ils avaient de commun était un côté « convexe et lisse, et le côté opposé concave et raboteux; « d'où il est aisé de conclure qu'ils étaient les débris d'une « grosse pierre. Au bout d'environ un mois de ce traite- « ment, le malade était radicalement guéri. » (*Observations sur la physique, sur l'histoire naturelle et sur les arts*, t. x, p. 16, 1777.)

On lit dans les Mémoires de la société italienne, pour l'année 1804 (*Memoria della societa italiana*, t. xi), une observation que le célèbre Mascagni fit sur lui-même, et qui démontre, de la manière la plus convaincante, les heureux effets des carbonates alcalins dans l'affection qui nous occupe. « Depuis quelques années, « dit-il, j'étais sujet à des douleurs dans la région des « lombes, et je rendais de temps en temps des graviers « d'un jaune d'ocre ou de couleur de brique. Sachant « qu'on avait fait usage, en pareil cas, d'eau alcaline « gazeuse (eau de Seltz), j'en pris plusieurs fois, et je « m'en trouvai bien. J'imaginai que j'obtiendrais de « plus grands effets du carbonate de potasse. Au mois « d'octobre 1798, j'exposai une dissolution de ce car- « bonate à l'action de l'acide qui se dégage des rai- « sins pendant la fermentation, et je fis ainsi provision « de carbonate de potasse bien saturé.

« Dans les mois d'août et septembre 1799, ayant été « forcé à une vie sédentaire, je fus cruellement atteint « de douleurs dans les reins, et je rendais une quantité « considérable de graviers, dont quelques-uns, à raison « de leur poids, pouvaient être regardés comme de « vrais calculs; ils étaient rougeâtres et cristallisés; ils

« se déposaient au fond du vase toutes les fois que je « rendais de l'urine; on en distinguait les faces brillan- « tes à travers le liquide qui était transparent. J'étais « aussi sujet à une surabondance d'acide dans l'estomac, « qui se faisait sentir dans la bouche. J'examinai mon « urine, et j'y trouvai un acide libre que je reconnus, « ainsi que les graviers, pour être de l'acide urique.

« M'étant ainsi assuré de la nature des graviers que je « rendais, je résolus de faire usage du carbonate de po- « tasse, et d'observer ce qui arriverait. J'en pris, le « premier jour, environ un drachme (1), moitié le matin « à jeun, et moitié au coucher du soleil. Je dînais à une « heure après midi. Ce sel, dissous dans dix onces d'eau, « avait très peu de saveur; il ne causa aucune altération « dans l'estomac ni dans les intestins; mais, dès que je « l'eus avalé, il occasiona un dégagement considérable « de gaz acide carbonique.

« Le second jour, j'en pris la dose de deux drachmes; « le troisième jour, trois drachme, et je continuai ainsi « pendant dix jours, en faisant la dissolution dans vingt « onces d'eau.

« Avant de faire usage du carbonate, mon urine était « très acide, et faisait passer promptement au rouge le « papier de tournesol. Je soumis à la même épreuve « celle que je rendais, et *je m'aperçus, dès que je com- « mençai à faire usage du sel, de la diminution d'in- « tensité de la couleur du papier. Le second jour, celui- « ci n'éprouva que très peu d'altération; il n'y en eut « aucune le troisième jour*. L'acide de mon urine était « donc saturé. A cette époque, les douleurs des reins di- « minuèrent, je ne rendis plus de graviers avec l'urine.

(1) Le drachme de Florence équivaut à envir[illegible]4 de nos grains.

« Dans la suite, les douleurs cessèrent entièrement, l'u-
« rine devint moins chargée, et *j'y reconnus la potasse*
« *en excès.*

« Je cessai l'usage du carbonate de potasse, et je fus « quelques mois sans rendre de graviers. Ayant depuis « été attaqué du même mal, j'eus recours au même re- « mède, et j'en obtins les mêmes bons effets. J'ai répété « cette expérience médico-chimique toutes les fois que « j'ai ressenti la même incommodité, et toujours avec « succès. Il y a présentement deux ans que je ne rends « plus de graviers, quoique je ne prenne plus de sel de « potasse. »

M. Robiquet ayant appris de M. d'Arcet que l'usage des eaux de Vichy rend l'urine alcaline, d'acide qu'elle était auparavant, ce qu'il attribuait à la grande quantité de bi-carbonate de soude qu'elles contiennent, conçut l'espérance de pouvoir dissoudre les calculs d'acide urique par la solutionaqueuse de ce sel. Le docteur Favrot, auquel il parlade cette idée, lui fournit bientôt l'occasion d'en faire l'épreuve sur un ancien négociant. Cet homme, âgé de soixante-quatorze ans, portait depuis plusieurs mois un calcul vésical, dont la présence, constatée par M. Marjolin, causait des douleurs tellement vives, qu'il était décidé à se soumettre à l'opération de la taille. M. Robiquet lui persuada d'essayer auparavant l'usage du bi-carbonate de soude, et, de concert avec le docteur Favrot, il lui prescrivit de boire chaque matin deux litres de solution de bi-carbonate de soude, à 5 grammes par litre. Au bout de peu de jours, le malade éprouva un mieux très sensible; les urines, devenues plus abondantes, déterminaient moins d'irritation à la vessie, et leur émission était rarement précédée de douleurs. Au bout d'un mois, se regardant comme complètement guéri, il voulu tout abandonner, et ce ne fut qu'avec assez de peine que M. Robiquet put le décider à continuer de boire au moins un litre de solution par jour (1). Trois mois après le commencement de son traitement, le malade ressentit des douleurs assez vives dans l'urètre; il en sortit un peu de sang, et il rendit, en urinant, un petit calcul de la forme et de la grosseur d'une lentille. M. Robiquet reconnut que ce calcul était entièrement formé d'acide urique; les couches successives et toujours croissantes, qu'on distinguait bien nettement depuis le point le plus culminant jusque vers les bords, annonçaient que c'était le noyau d'une pierre plus volumineuse qui avait été usée et dissoute. M. Marjolin ne voulut pas sonder le malade après ce traitement, pour constater que la vessie était entièrement débarrassée, observant qu'il devenait inutile de le tourmenter, puisqu'il ne souffrait plus; il lui dit qu'il n'avait rien de mieux à faire que de continuer, pendant quelque temps encore, le traitement auquel on l'avait soumis (*Séance de l'Académie royale de médecine*, du 31 janvier 1826; et *Journal de pharmacie*, mars 1826, p. 124). A l'occasion de cette observation de M. Robiquet, M. Boulay cita, à l'Académie royale de médecine, celle d'un individu calculeux qui avait éprouvé un grand soulagement par l'emploi exclusif d'eau alcaline gazeuse; et M. le docteur Bourdois dit avoir guéri, par l'eau de chaux

(1) Cette observation de M. Robiquet me fournit l'occasion de faire remarquer que tous les malades éprouvent, dans ce cas, un soulagement extrêmement prompt, et que, si on n'en était prévenu, on pourrait les croire guéris, tandis que leurs calculs commencent seulement à être attaqués. Cela provient de ce qu'il se forme à la surface du calcul, par l'action du bi-carbonate de soude sur l'acide urique, un urate alcalin qui est un sel soyeux, très doux au toucher, assez comparable, sous ce rapport, à de la craie de Briançon; d'où il résulte que la vessie est beaucoup moins irritée et que les douleurs du malade deviennent très supportables.

seule, une dame qui souffrait de la gravelle depuis trente ans.

M. Genois, chirurgien à la Roche-Guyon (Seine-et-Oise), communiqua à l'Académie royale de médecine, dans sa séance du 25 juillet 1826, l'observation suivante : Un homme de cinquante-deux ans éprouvait, depuis quelques mois, de fréquentes envies d'uriner, avec douleurs vives dans l'urètre et au bout de la verge; on le sonde, et on reconnaît l'existence de plusieurs pierres, dont on évalue le volume à celui d'une noisette. On lui fait prendre, par jour, deux gros de bi-carbonate de soude dissous dans un litre d'eau. Le huitième jour du traitement, le malade éprouva des douleurs très vives avec impossibilité d'uriner, et la cause de ces accidens était un calcul qui s'était engagé dans l'urètre et en obstruait le calibre; avec une sonde, on repousse le calcul dans la vessie, et on continue l'usage du bi-carbonate de soude. Au bout d'un mois, le malade qui, dès les premiers jours du traitement, avait été soulagé, rendit, sans trop de douleurs, par l'urètre, onze calculs du poids de quatre grains; depuis lors, il n'a plus souffert, et, sondé de nouveau, on n'a plus trouvé de calculs dans la vessie. L'analyse des calculs rendus par ce malade, fit voir qu'ils étaient composés d'acide urique uni à une matière animale. M. Itard communique aussi à l'Académie un cas dans lequel il a guéri un calculeux par le bi-carbonate de potasse, donné à la dose indiquée par Mascagni; et M. Bally rappela que depuis long-temps on conseille les eaux de Vichy contre les affections calculeuses, et cela à cause du bi-carbonate de soude qu'elles contiennent.

On trouve dans le *Journal de chimie médicale* (année 1826, p. 593) un nouveau fait de dissolution d'un calcul urinaire par le bi-carbonate de soude, rapporté par

M. Loiseau, pharmacien. Il dit avoir obtenu un succès complet sur une jeune fille de vingt-cinq ans, qui, sondée par plusieurs de nos habiles chirurgiens, et l'existence de la pierre bien reconnue, fit usage de la solution de bi-carbonate de soude pendant trois mois et demi. Après ce traitement, elle fut entièrement débarrassée d'un calcul qui obstruait parfois l'urètre.

L'observation suivante est celle d'un calculeux qui avait été opéré par M. Dubois, et qui aurait été certainement obligé d'avoir recours une seconde fois à l'opération, s'il n'avait adopté le traitement par les boissons alcalines.

M. Demorry, âgé de soixante-et-un ans, fermier de M. Delahante, receveur général du département du Rhône, mangeant habituellement beaucoup de fromage et de cochon, après avoir souffert pendant seize ans de coliques néphrétiques, d'abord à des intervalles éloignés, et ensuite presque tous les quinze jours, finit par éprouver tous les symptômes qui accompagnent ordinairement la présence de la pierre dans la vessie. Ayant acquis la triste certitude de l'existence de cette dernière affection, il se décida à l'opération et fut taillé par M. Dubois, le 30 novembre 1823. Deux calculs, dont l'un d'une très forte dimension, furent extraits, et le vingt-deuxième jour de l'opération, la plaie était cicatrisée, et le malade rendait son urine par les voies naturelles. Un fragment de l'un des deux calculs, pesant 18 grains, ayant été analysé par un pharmacien de Senlis, donna les résultats suivans : phosphate de chaux, 2 grains; phosphate de magnésie, 4 grains; urate d'ammoniaque, 3 grains; acide urique libre, 4 grains; mucus animal, 3 grains; perte, 2 grains. La santé de ce malade se rétablit d'abord parfaitement; mais, soit parce qu'il se remit immédiatement à son régime de fromage et de cochon, soit par toute autre cause, il éprouva de nouveau, au bout de quelque temps, des coliques néphrétiques, et ne tarda pas à ressentir tous les symptômes qu'il avait éprouvés avant de se faire opérer. Au mois de mars 1826, il était dans un tel état de souffrance, qu'il ne pouvait presque plus quitter le lit. M. Delahante fit alors part de son état à un habile chimiste de Paris, en le priant de voir M. Civiale et de s'entendre avec lui pour qu'il se chargeât de l'opérer par la lithotritie; mais ce chimiste, au lieu d'aller voir M. Civiale, écrivit de suite à M. Delahante, pour lui demander s'il ne pourrait pas lui procurer quelques débris des calculs qui avaient été extraits par l'opération de la taille. Après avoir vérifié l'analyse qui avait été faite par le pharmacien de Senlis, et s'être bien assuré de la nature de l'affection calculeuse, il n'hésita pas, sans être médecin, à proposer le traitement par le bi-carbonate de soude. Ce traitement fut commencé, sous la surveillance de M. Lécosse, médecin du malade, le 15 avril 1827. On débuta par 5 grammes de bi-carbonate de soude par jour, dissous dans une pinte d'eau pure que le malade buvait à jeun et à ses repas. On augmenta graduellement la dose, de manière qu'à la fin de juin, il en prenait jusqu'à 12 grammes par jour, en ayant seulement le soin d'interrompre de temps en temps, pendant quelques jours; mais comme cette dose lui faisait éprouver des picotemens et de la chaleur dans l'estomac, on ne lui en donna plus que 10 grammes par jour, pendant les mois de juillet et d'août. Il rendit d'abord une grande quantité de graviers qui se mêlaient, au fond du vase, à des mucosités abondantes, d'une odeur ammoniacale, et filant comme une forte décoction de graine de lin; mais au bout de quelque temps, tous ces symptômes s'améliorèrent graduellement, et son urine devint claire et citrine, comme chez une personne en bonne santé. Le 2 avril 1828, ce malade écrivait que, depuis le commencement de son traitement par le bicarbonate de soude, il n'avait éprouvé aucune colique néphrétique, tandis qu'avant, elles étaient très fréquentes; qu'il pouvait marcher et se livrer à ses occupations journalières, ce qui lui était impossible auparavant. De temps à autre, ajoutait-il, il passe encore du gravier et quelques petites pierres; mais j'espère qu'en continuant ce remède, je ne serai pas obligé d'en venir aux grandes opérations. Depuis, je me suis assuré que ce malade était entièrement rétabli, qu'il n'éprouvait plus aucun symptôme de la pierre, et qu'il travaillait comme s'il n'avait jamais été malade.

Depuis que les observations de M. d'Arcet ont mieux fait connaître la propriété que possèdent les eaux de Vichy, de rendre l'urine alcaline et par conséquent de dissoudre les calculs d'acide urique, il y vient chaque année un plus grand nombre de malades affectés de la gravelle et quelques véritables calculeux. Dans tous ces cas, les heureux effets de ces eaux, prises en boisson et en bains, sont si constans et se manifestent ordinairement avec tant de promptitude, que je ne doute pas que, lorsqu'on aura mieux apprécié tout le parti que l'on peut en tirer, il n'y vienne un grand nombre de malades destinés, sans cette ressource, à l'opération de la taille ou de la lithotritie; et, en supposant même l'une ou l'autre de ces opérations nécessaire, je ne crois pas qu'il y ait ensuite un meilleur moyen de détruire le principe de la formation de la pierre, s'il existe encore dans les reins, et de s'opposer au retour de cette maladie, que l'on doit toujours craindre de voir se reproduire. M. d'Arcet est si convaincu de la propriété lithontriptique des eaux de Vichy, qu'il répète souvent : *Si j'avais la pierre, j'irais à Vichy*; et M. Lucas qui, pendant trente-deux ans, en a dirigé l'administration avec tant de distinction, et à qui toutes leurs propriétés en étaient si bien connues, m'a dit plusieurs fois qu'indépendamment des graveleux qui se guérissent promptement à Vichy, il connaissait déjà une quarantaine de cas de calculs, dont la présence dans la vessie avait été constatée par la sonde, et qui avaient entièrement disparu sous l'influence de ces eaux. Pendant la dernière saison, je n'ai point observé à Vichy de cas de calculs volumineux, mais j'ai rencontré, parmi les malades auxquels j'ai donné des soins, vingt-cinq graveleux, dont quelques-uns étaient sujets, depuis plus de dix à douze ans, à des coliques néphrétiques les plus violentes, et rendaient souvent une prodigieuse quantité de graviers plus ou moins volumineux. Deux de ces malades ont même expulsé, au bout d'une quinzaine de jours de traitement, indépendamment des graviers dont je viens de parler, des débris irréguliers et anguleux qui, à la disposition des couches qui les composaient, m'ont paru indubitablement avoir appartenu à des concrétions plus volumineuses, qui s'étaient dissoutes dans la vessie par l'effet de l'alcalinité de l'urine. Chez tous ces graveleux, j'ai toujours été étonné de la rapidité avec laquelle décroissaient chaque jour les dépôts pulvérulens et cristallins, mêlés souvent à des mucosités abondantes et plastiques que l'on remarquait au fond du vase, et disparaissaient en même temps les douleurs et tous les malaises qui accompagnent cette affection. En général, au bout de très peu de jours, les mucosités disparaissent, l'urine devient abondante, avec un aspect naturel, et il est bien rare qu'après quinze jours ou trois semaines du régime des eaux, les malades rendent encore des graviers. Il m'a même été impossible d'en obtenir, pour pouvoir juger de leur nature, chez quelques malades qui en rendaient beaucoup auparavant, tant était grande quelquefois la promptitude avec laquelle il cessait d'en paraître, dès que l'urine était arrivée à l'état alcalin.

D'après les faits qui précèdent et tout ce que j'ai été à même d'observer à Vichy, je ne puis pas douter qu'il ne soit facile, et sans même qu'il faille un temps très long, de dissoudre les calculs d'acide urique, quel qu'en soit le volume.

Traitement des calculs d'urate d'ammoniaque.

Le traitement des calculs d'acide urique est entièrement applicable aux calculs d'urate d'ammoniaque. Dans ce cas, les alcalis s'emparent de l'acide urique et l'ammoniaque se dégage.

Traitement des calculs phosphatiques.

Le régime animal et l'habitude de la bonne chère ayant sur la production des calculs phosphatiques, la même influence que sur celle des calculs formés par l'acide urique, la première chose à faire, dans ce cas, est d'obliger les malades à changer leur régime, et de leur imposer, autant que possible, la sobriété et le régime végétal.

M. Magendie pense que, dans la gravelle blanche de phosphate de chaux, il convient d'employer des boissons chargées d'acide carbonique qui, prises en grande abondance, augmentent la quantité d'urine, et concourent, par l'acide qu'elles contiennent, à la dissolution du phosphate de chaux. « J'ai l'expérience, dit-il, qu'au « moyen de ces deux bases de traitement, le régime végétal et les eaux acidules, on fait disparaître, en quel-

« ques semaines, la gravelle blanche de phosphate de « chaux. »

Les calculs phosphatiques sont beaucoup plus difficiles à détruire que la gravelle de même nature; cependant je suis loin de penser, comme la plupart des praticiens, que cela soit impossible, et j'espère même démontrer qu'ils peuvent être attaqués de différentes manières par les eaux alcalines gazeuses.

D'abord, ceux de phosphate ammoniaco-magnésien peuvent être décomposés par les carbonates alcalins; il se forme alors un phosphate soluble, l'ammoniaque se dégage et la magnésie se précipite; de sorte que l'urine peut facilement ensuite entraîner au-dehors cette dernière substance, à mesure qu'elle se dépose. Quant aux calculs de phosphate de chaux, ils sont, sans doute, plus difficiles à attaquer; cependant ce sel étant soluble dans l'acide carbonique, et, d'un autre côté, la matière animale, toujours abondante dans ces calculs, étant elle-même soluble dans les dissolutions alcalines, je doute qu'ils puissent résister à de l'eau de Vichy sursaturée d'acide carbonique. D'ailleurs, en admettant même comme impossible, dans ce cas, l'action de l'acide carbonique, ce qui n'est guère admissible, d'après les observations rapportées par Loizon, Brande et M. Magendie, et celles faites à Vichy par M. d'Arcet, relativement à la présence et à la grande proportion de l'acide carbonique dans l'urine des buveurs d'eau, ne peut-on pas espérer, par la seule dissolution de la matière animale des calculs dans l'urine rendue alcaline, de désagréger ces concrétions et de les réduire ainsi en débris assez petits pour pouvoir être évacués avec l'urine?

Morveau, cherchant une liqueur capable de s'approprier la matière animale des calculs, qu'il considérait comme étant le principal obstacle à la dissolution de

leur partie terreuse par les acides injectés dans la vessie, pensa que les eaux de chaux, de savon et de la lessive des savonniers, dont on vantait beaucoup l'efficacité de son temps, agissaient principalement de cette manière. Pour s'en convaincre, il fit une expérience qui me semble venir parfaitement à l'appui de l'opinion que les alcalis peuvent désagréger les calculs qu'ils n'ont pas la propriété de dissoudre. « J'ai pris, dit-il, différens cal-
« culs tirés du corps humain par l'opération; je les ai
« tenus jusqu'à quatre mois de suite dans suffisante
« quantité de liqueur alcaline végétale, caustique, très
« concentrée; ils ont tous été attaqués en peu de jours,
« c'est-à-dire, *qu'ils ont été comme brisés et réduits en*
« *une sorte de sable grossier, qui se rassemblait au fond*
« *du vase;* mais l'effet s'est borné là, la dissolution n'a
« pas été plus loin, et la liqueur, séparée de la matière
« du calcul par la simple décantation, n'a pas laissé
« précipiter un atome de terre calcaire (1); lorsque j'y
« ai versé des acides, elle s'est comportée, à une légère
« nuance près, tout de même que la liqueur pareille qui
« n'avait pas servi. » (*Lettre de M. Morveau à M. Macquer, sur l'action successive des alcalis et des acides, pour la dissolution de la pierre. Journal des savans*, 1777, p. 103).

L'expérience suivante, que je dois à l'obligeance de M. d'Arcet, est encore plus concluante.

Un os compacte ayant été long-temps exposé par ce chimiste, à l'action du bi-carbonate de soude dissous dans de l'eau distillée, a été complètement désagrégé. La dissolution ne contenait que de la graisse et de la gélatine; il n'y trouva ni chaux ni phosphate de chaux.

(1) Il me paraît évident, d'après ce résultat, que Morveau s'est servi, dans cette expérience, de calculs de phosphate de chaux.

L'os n'a été ici désagrégé que par suite de la dissolution de sa gélatine. M. d'Arcet pense qu'il l'eût été bien plus facilement, s'il avait employé un grand excès de dissolution de bi-carbonate de soude, puisque alors il aurait attaqué non-seulement la gélatine, mais encore le carbonate de chaux qui fait partie des os; il croit même qu'il aurait encore probablement mieux réussi, s'il avait fait usage d'eau de Vichy sursaturée d'acide carbonique et rendue mousseuse.

En considérant, ajoute-t-il, 1° qu'une dissolution de bi-carbonate de soude suffit pour désagréger, à froid, un os compacte; 2° qu'il suffirait, pour produire plus facilement et plus promptement cet effet, de substituer à la dissolution de bi-carbonate de soude, de l'eau de Vichy rendue mousseuse au moyen d'un excès d'acide carbonique; 3° qu'on a l'avantage, dans la vessie, d'opérer sur des calculs frais ou non desséchés, dans un bain d'urine souvent agité, sans cesse renouvelé, contenant naturellement divers sels en dissolution, et à une température de 40 degrés centigrades; 4° que le phosphate de chaux est soluble dans les acides faibles et même dans des réactifs moins énergiques, ne peut-on pas espérer que l'on parviendra, sinon à dissoudre, au moins à désagréger les calculs de phosphate de chaux dans la vessie, en faisant un usage prolongé de l'eau de Vichy rendue mousseuse, ou sursaturée d'acide carbonique?

Traitement des calculs d'oxalate de chaux.

Il n'est pas toujours facile de remonter à la cause des calculs d'oxalate de chaux. Si cependant on pouvait les attribuer, comme dans les exemples de gravelle cités par MM. Magendie et Laugier, à l'usage habituel de l'oseille, il faudrait changer, sous ce rapport, le régime du malade. Quant à leur dissolution, dans l'état actuel de la science, elle est regardée comme impossible, du moins par les dissolvans susceptibles d'arriver sans danger dans la vessie. Voyons cependant si l'on doit renoncer tout-à-fait à l'espoir d'y parvenir.

Si l'on verse de l'oxalate d'ammoniaque dans une dissolution de chaux, faite en mettant un excès de bicarbonate de soude dans du nitrate de chaux, il ne se forme pas de précipité. Comme ensuite la dissolution de bi-carbonate de soude dissout la matière animale contenue dans les calculs, et que l'on a toujours beaucoup de chances de succès, ainsi que M. d'Arcet le fait remarquer, lorsqu'on agit sur des calculs frais et dans un bain d'urine à la température ordinaire du corps, n'est-il pas permis d'espérer que l'on dissoudra les calculs d'oxalate de chaux dans la vessie, en y alcalisant l'urine au moyen de l'eau de Vichy chargée d'acide carbonique et rendue mousseuse? Il y a surtout bien des chances pour que cette espèce de calcul, soumise à l'action de l'eau de Vichy mousseuse, soit désagrégée et naturellement expulsée par les voies urinaires.

Traitement des calculs xantiques et d'oxide cystique.

Ces deux espèces de calculs sont très rares, surtout les calculs xantiques, et l'on ne connaît pas de causes auxquelles on puisse les attribuer. Seulement, comme l'analyse chimique fait voir que les calculs d'oxide cystique contiennent une grande proportion d'azote, on doit croire que le régime végétal convient dans cette affection. Dans tous les cas, le traitement de ces deux espèces de calculs ne pourrait pas présenter de difficultés : étant solubles par les alcalis, il est plus que probable qu'ils ne résisteraient pas long-temps à de l'urine rendue alcaline par l'eau de Vichy, ou même uniquement par l'usage des bi-carbonates de soude ou de potasse. D'ailleurs, M. Magendie rapporte déjà un exemple de guérison de gravelle d'oxide cystique, obtenue par le régime végétal et les boissons alcalines. Le sujet de l'observation est un jeune étudiant en médecine. M. Magendie le soumit au régime végétal, se fondant sur la nature chimique des concrétions de cette espèce, qui contiennent, d'après l'analyse de M. Lassaigne, 34 parties d'azote sur 100. Ce savant médecin, considérant ensuite que l'oxide cystique est soluble à-la-fois dans les acides et dans les alcalis, pensa qu'en rendant l'urine alcaline, au moyen d'un bi-carbonate alcalin, il parviendrait à dissoudre la gravelle dont ce jeune homme était affecté; et l'évènement confirma complètement ses conjectures. Ce malade entretint son urine alcaline pendant trois mois, et sa santé n'en éprouva aucun dérangement.

Traitement des calculs de carbonate de chaux.

Les calculs de carbonate de chaux sont, comme on sait, très rares chez l'homme. Si l'on avait affaire à un calcul de cette espèce, il faudrait, ainsi que le recommande M. Magendie, rechercher si, parmi les alimens du malade, il n'y en aurait pas qui continssent du carbonate de chaux en proportion considérable. Il faudrait surtout, dit cet auteur, avoir égard à l'eau dont il ferait habituellement usage, parce que, comme il en est beaucoup, telle que l'eau d'Arcueil, à Paris, qui contiennent une assez grande quantité de carbonate de chaux, il ne serait pas impossible que ce sel se précipitât dans les voies urinaires, et donnât lieu à la formation d'une pierre.

La dissolution de ces calculs dans la vessie, me paraît

facile à obtenir. D'abord, le carbonate de chaux se dissout bien dans un excès d'acide carbonique; et, d'un autre côté, lorsqu'on verse un excès de dissolution de bi-carbonate de soude dans une faible dissolution de nitrate de chaux, il ne se forme pas de précipité. Si l'on se rappelle ensuite que la matière animale qui fait partie des calculs, se dissout lorsqu'elle est mise en contact avec l'urine chargée de bi-carbonate de soude, on concevra facilement qu'il y a très grande chance de dissoudre les calculs de carbonate de chaux dans la vessie, en faisant usage de l'eau de Vichy, ou en alcalisant l'urine, jour et nuit, par le moyen du bi-carbonate de soude; à plus forte raison, si l'on employait pour cela de l'eau de Vichy chargée, à froid, de deux ou trois fois son volume d'acide carbonique, et ainsi rendue bien mousseuse.

Traitement des calculs alternans et composés.

La solubilité plus ou moins grande des calculs alternans et composés, dépend entièrement de la nature des substances qui les constituent. L'acide urique et l'urate d'ammoniaque qui entrent presque toujours dans leur composition, et qu'on y rencontre même ordinairement dans une grande proportion, les rendent, en général, très propres à être attaqués par les boissons alcalines; et, quant aux autres élémens de ces concrétions, nous avons vu que presque tous sont plus ou moins solubles par les mêmes moyens, et qu'il n'en est aucun qui ne puisse le devenir, si, au lieu d'employer de l'eau alcaline simple, on a recours à de l'eau de Vichy, bue sur les lieux, qui contient plus ou moins d'acide carbonique en dissolution, ou mieux encore à cette même eau de Vichy, rendue mousseuse en la chargeant de plusieurs fois son volume d'acide carbonique. On a surtout les plus grandes chances de désagréger ces calculs, tant en dissolvant leur matière animale, qu'en attaquant l'acide urique ou quelques autres des substances qui entrent dans leur composition. L'acide urique, particulièrement, entraîne d'autant plus facilement, par sa dissolution, la désorganisation de ces concrétions, qu'il commence toujours par se gonfler avant de se dissoudre, ce qui fait nécessairement éclater les autres parties moins solubles, et contribue à en séparer les molécules.

En résumé, on voit que la médecine a, à sa disposition, de puissans moyens de guérir les affections calculeuses, sans opération (1). Si elle n'en a pas tiré, jusqu'à présent, un meilleur parti, cela tient évidemment à ce que, faute d'avoir suffisamment étudié l'action de ces divers moyens sur nos organes, on a trop redouté des dangers qui n'existent pas; de sorte qu'on les a toujours employés avec trop de timidité. Il résulte particulièrement de tout ce que nous avons dit, que les eaux alca-

(1) M. d'Arcet me disait dernièrement : « Si j'avais la pierre, mon premier mouvement serait certainement d'en être affecté; mais je crois que je me consolerais facilement. Je tâcherais, par les moyens indiqués en pareil cas, d'en connaître la nature, et j'examinerais si je ne pourrais pas en découvrir la cause dans mon régime, afin de le changer, s'il était mauvais. J'irais ensuite à Vichy, où je ferais usage des eaux en boisson et en bains : je commencerais par des doses légères que j'augmenterais ensuite graduellement, jusqu'à ce que mon urine fût constamment alcaline; j'en observerais avec soin tous les effets, et mon urine serait surtout l'objet de mon attention particulière. J'augmenterais ou je diminuerais la dose de ces eaux, ou même j'en suspendrais momentanément l'usage, suivant les effets que j'en éprouverais, et j'aurais bientôt, je n'en doute pas, la satisfaction de me guérir, et de faire en même temps une observation parfaitement concluante. Si cependant je ne réussissais pas, je ferais prendre un échantillon de ma pierre, au moyen d'un des instrumens imaginés pour les broyer, et, plus certain de sa nature, je recommencerais un traitement par des moyens chimiques. Enfin, si je n'obtenais pas un heureux résultat, je me ferais opérer par la lithotritie; et ce ne serait qu'après avoir essayé, sans succès, tous ces moyens, que j'aurais recours à l'opération de la taille. »

lines, et surtout les eaux alcalines gazeuses de Vichy, nous offrent, dans la maladie qui nous occupe, le double avantage d'être à-la-fois le meilleur dissolvant que l'on connaisse, et de pouvoir être employées pendant long-temps, sans inconvénient pour les malades.

La présence de l'acide carbonique en dissolution dans les eaux alcalines, est de la plus grande importance; non-seulement elle les fait supporter plus facilement, ainsi que je l'ai déjà fait remarquer, mais encore nous avons vu que cet acide est, dans quelques cas, un élément essentiel de dissolution; c'est pour cela que les eaux de Vichy, qui contiennent, à la source, une grande quantité de cet acide, en même temps que de bi-carbonate de soude, réunissent toutes les conditions que l'on peut désirer, et qu'elles présentent par conséquent aux calculeux des ressources qu'ils chercheraient en vain ailleurs. Néanmoins je suis convaincu que l'on peut encore augmenter beaucoup l'efficacité de ces eaux, particulièrement dans les cas de calculs de phosphate de chaux, en les rendant mousseuses par l'addition d'une plus grande quantité d'acide carbonique. (1)

Les eaux alcalines gazeuses ont aussi le grand avantage d'entretenir une sécrétion abondante d'urine, ce qui est important pour entraîner au dehors les dépôts pulvérulens, les graviers et tous les débris qui résultent de la dissolution ou de la désagrégation des calculs.

J'ai eu pour but d'examiner, dans ce mémoire, ce que l'on peut attendre, dans l'état actuel de la science, de l'emploi des dissolvans contre les calculs urinaires, et je

(1) Les fermiers de cet établissement thermal ont déjà pris des mesures pour tenir, chaque jour, pendant la saison prochaine, à la disposition des malades, de l'eau de Vichy mousseuse. Ils en enverront sans doute aussi à Paris, à leur dépôt général les pastilles et des eaux naturelles de Vichy, rue Saint-Honoré, n. 295.

me propose de continuer, à Vichy, les observations que j'y ai commencées. Mais, malheureusement pour ce genre de médication, il faut toujours un peu de temps et de persévérance, et les malades sont en général impatiens : la question de temps les décourage, et ils demandent des remèdes qui les guérissent sur-le-champ, sans faire attention que, par cela même, ces remèdes sont souvent impuissans ou dangereux.

FIN.

Noyaux de calculs qui, après avoir été réduits à un petit volume par dissolution dans la vessie, au moyen des eaux de Vichy, prises en boisson et en bains, sont sortis naturellement par le canal de l'urètre

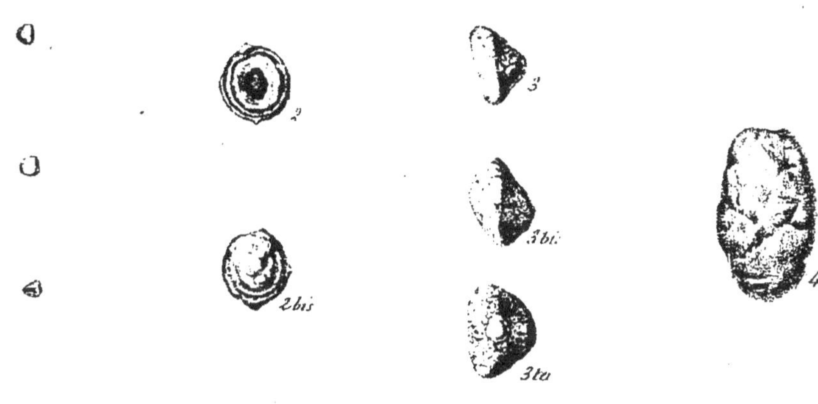

Calculs vésicaux avant d'avoir été soumis à l'action de l'eau de Vichy

Les mêmes calculs après une immersion plus ou moins prolongée dans l'eau de Vichy

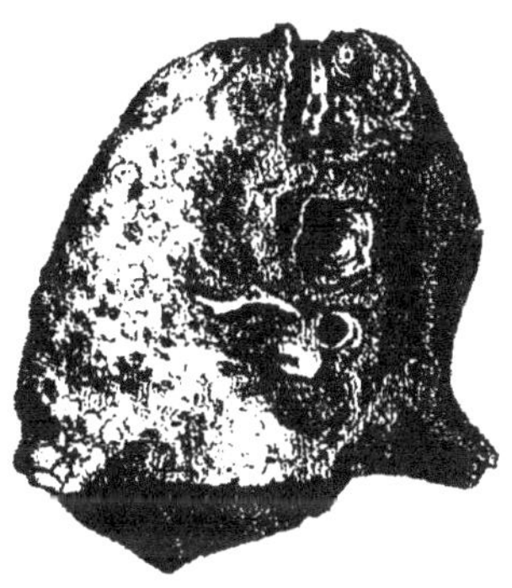

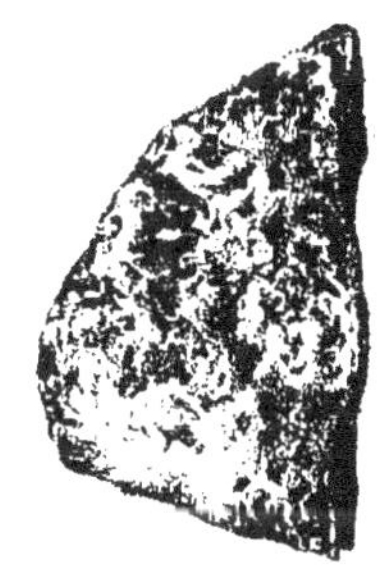

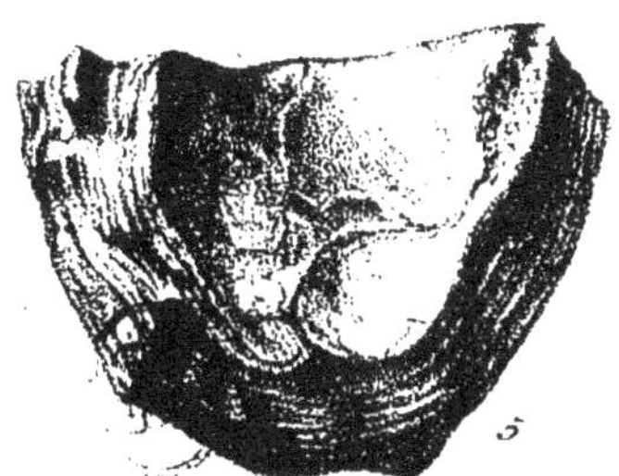

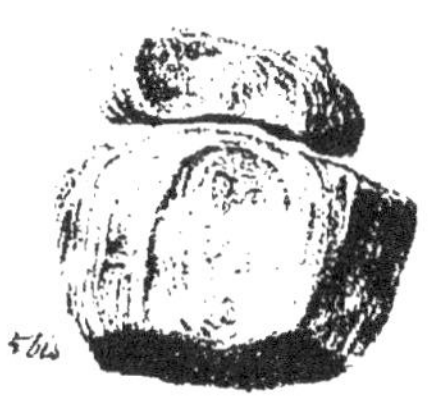

Poids: 31 gram. 50, après 25 jours d'im. 8,65.

Lith. de Delarue, r. N. D. des Vict.es 16.

Calculs vésicaux avant d'avoir été soumis à l'action de l'eau de Vichy.

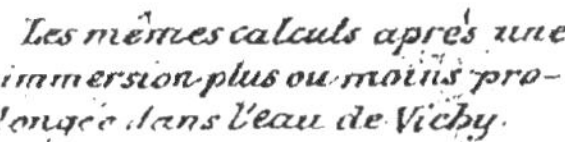

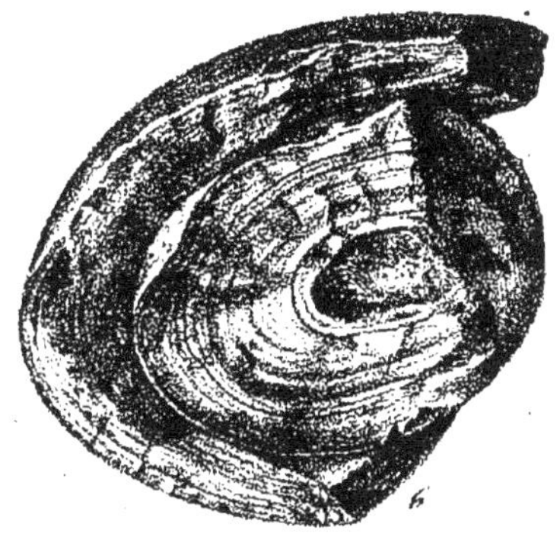

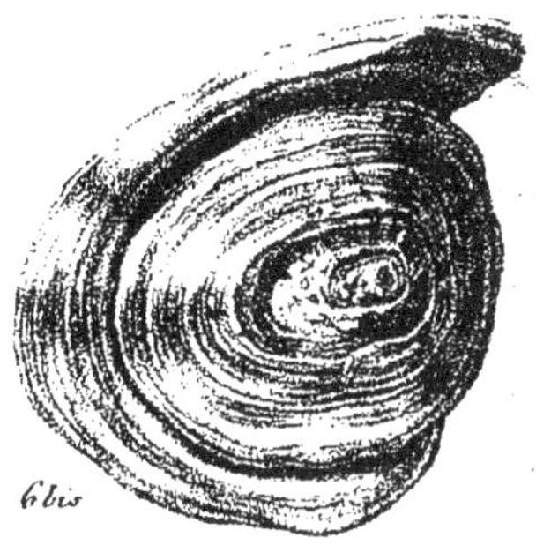

Poids 31 gram, 50; après 18 jours d'imm. 17,25

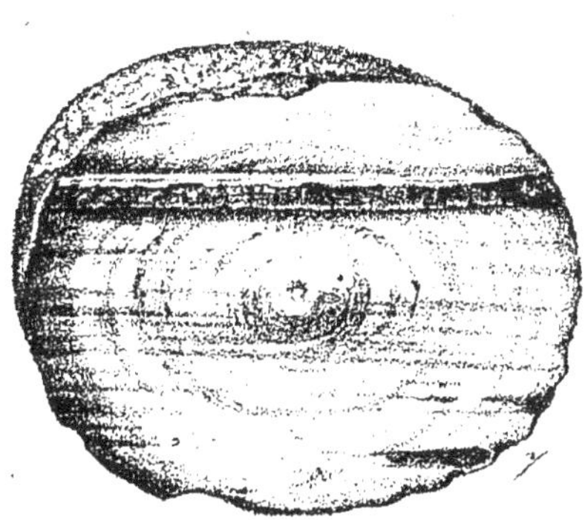

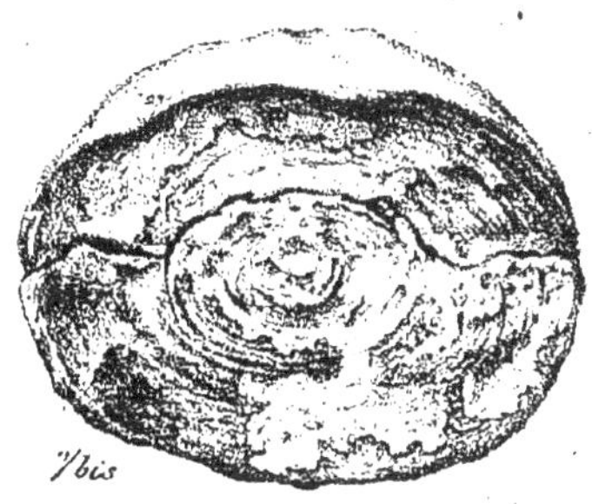

Poids 40,80; après 30 jours d'imm. 24,65

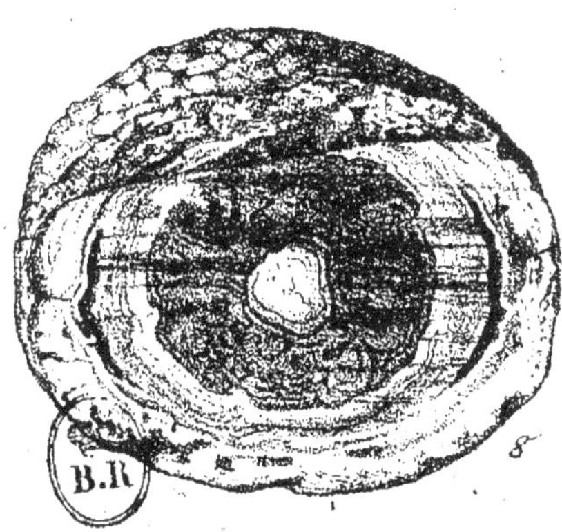

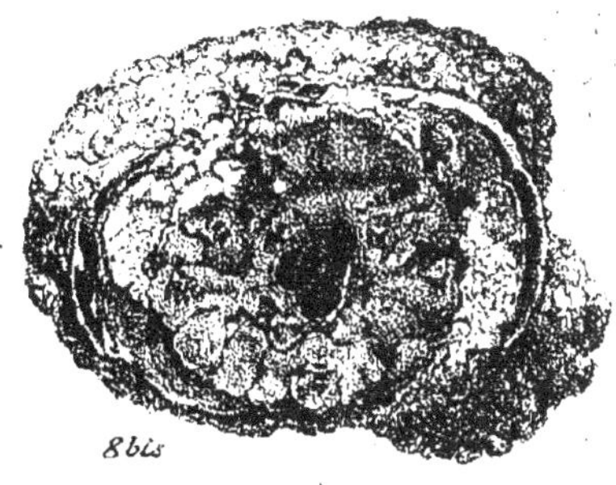

Poids: 55,95; après 30 jours d'im. 39,70

Lith. de Delarue, r. N. D. des Vict.s, 16

Calculs vésicaux avant d'avoir été soumis à l'action de l'eau de Vichy.

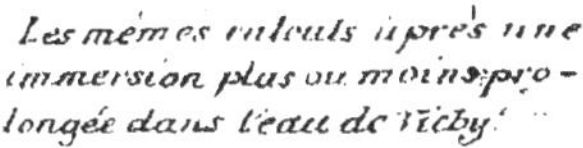

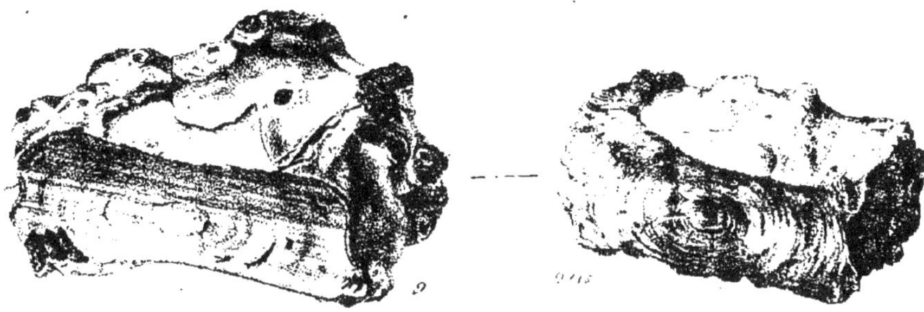

Poids: 31 gram,20; après 30 jours d'im. 16,20

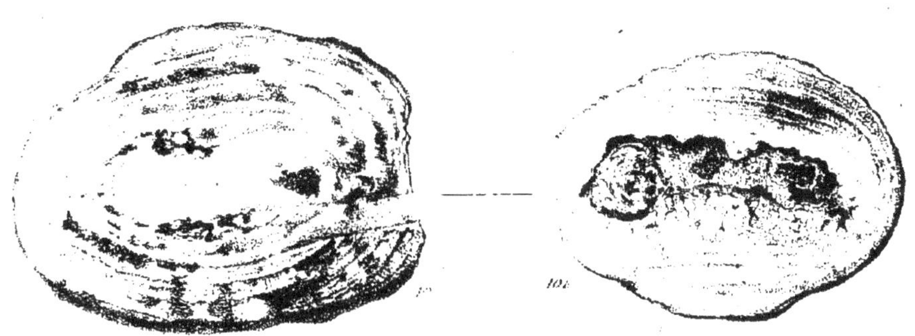

Poids: 16,25; après 18 jours d'imm. 6,65

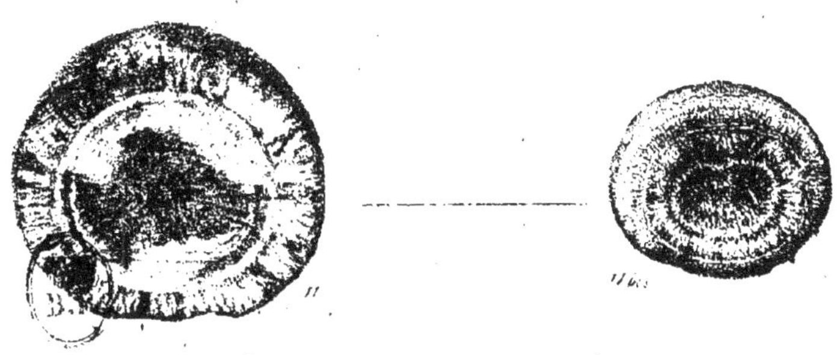

Poids: 9,20, après 50 jours d'imm: 2,60.

Lith de Delarue, r. N. D. des Vict.es, 16

Calculs vésicaux avant d'avoir été soumis à l'action de l'eau de Vichy	Les mêmes calculs après une immersion plus ou moins prolongée dans l'eau de Vichy.

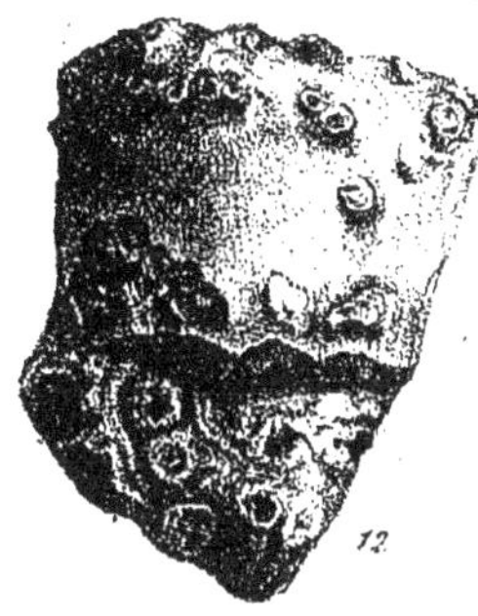

12

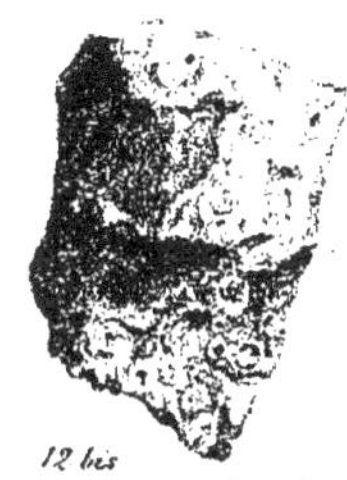

12 bis

Poids : 11 gram. 60 ; après 23 jours d'immersion 4,00.

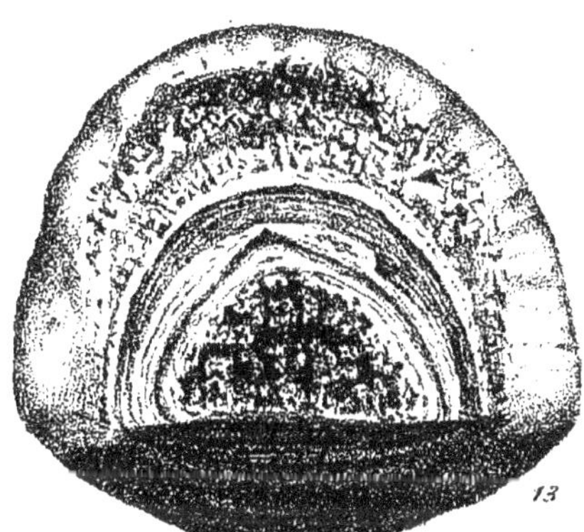

13

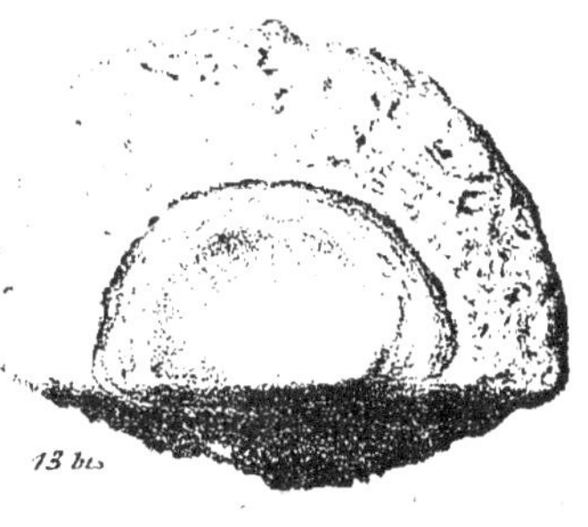

13 bis

Poids : 36,80 ; après 43 jours d'imm., 10,55.

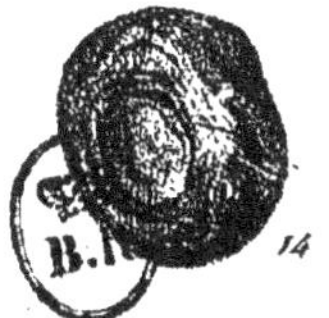

14

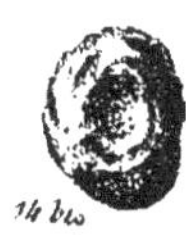

14 bis

Poids : 2,75 ; après 27 jours d'imm. 0,70.

Lith. de Delarue, r. N. D. des Vict.es 16

Calculs vésicaux avant d'avoir été soumis à l'action de l'eau de Vichy

Les mêmes calculs après une immersion plus ou moins prolongée dans l'eau de Vichy

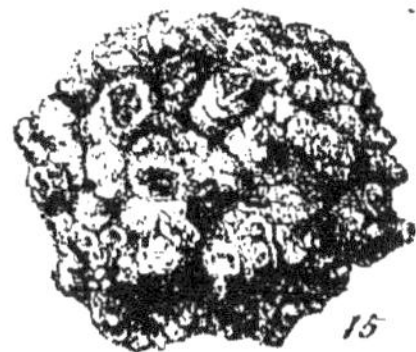

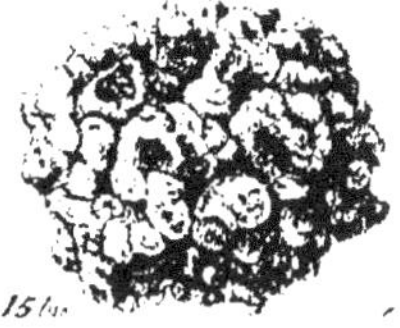

Poids: 4 gram. 55; après 44 jours d'immersion, 4,00

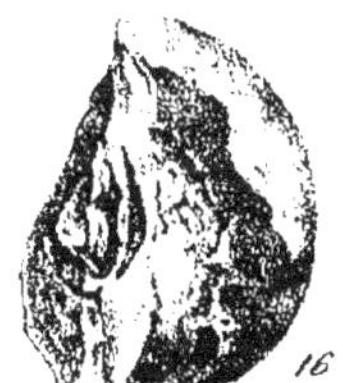

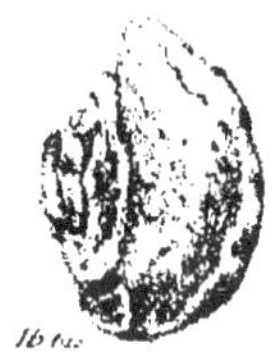

Poids: 3,80; après 18 jours d'immersion 1,75

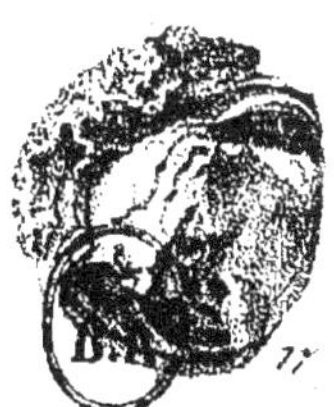

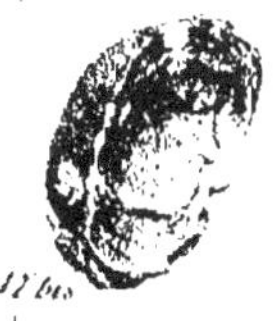

Poids: 3,05; après 18 jours d'imm. 1,20

Lith. de Delaunois, r. N. D. des Victoires

www.ingramcontent.com/pod-product-compliance
Lightning Source LLC
LaVergne TN
LVHW020042170826
845678LV00001B/388

* 9 7 8 2 3 2 9 6 9 1 8 1 7 *